Vuk Stambolović

Medicina - questões heréticas

Vuk Stambolović

Medicina - questões heréticas

ScienciaScripts

Cover image: www.ingimage.com

This book is a translation from the original published under ISBN 978-3-659-82677-1.

Publisher:
Sciencia Scripts
is a trademark of
Dodo Books Indian Ocean Ltd. and OmniScriptum S.R.L publishing group

120 High Road, East Finchley, London, N2 9ED, United Kingdom
Str. Armeneasca 28/1, office 1, Chisinau MD-2012, Republic of Moldova, Europe
Printed at: see last page
ISBN: 978-620-8-32756-9

Índice

A Una que testemunhará a transformação da heresia atual em ortodoxia.

O livro "Medicina - questões heréticas" apresenta uma visão alternativa da medicina. Discute os ingredientes que faltam nos cuidados de saúde, como os direitos humanos, uma abordagem terapêutica não violenta, o desenvolvimento psicossocial... Para a medicina tradicional, estas são questões heréticas. É por isso que a medicina tradicional só é capaz de se desenvolver tecnicamente. O desenvolvimento técnico isolado alimenta o dogma e a ganância. Negligencia o ser interior tanto dos prestadores como dos beneficiários dos cuidados de saúde. É cego para a importância da comunidade e da ligação social. É por isso que o livro que tem nas suas mãos procura abordagens diferentes para a saúde e o sofrimento humanos. Uma vez que a medicina tradicional não aceita abordagens inconsistentes com o seu dogma, este livro apela a um pluralismo médico. Apela à introdução de um nível civilizado na medicina, alcançado noutros domínios sociais pelo pluralismo político, cultural e religioso.

Direitos humanos e cuidados de saúde

Na era da modernidade, na atmosfera de otimismo tecnológico, também a medicina tinha a auréola de uma tecnologia absolutamente positiva. É por isso que as ligações do domínio da saúde com as questões dos direitos humanos tinham apenas uma direção básica: os direitos humanos são violados se, em caso de doença ou incapacidade, não se tiver acesso a cuidados de saúde. Esta atitude está expressa numa série de tratados internacionais e regionais que sublinham a importância do direito aos cuidados de saúde [1], incluindo a ênfase especial em "O direito ao mais elevado nível possível de saúde", emitido pelo Comité dos Direitos Económicos, Sociais e Culturais [2].

Ao mesmo tempo, porém, estava a tornar-se óbvio que a Modernidade tinha um outro lado. Os investigadores (e mesmo as pessoas em geral) começaram a descobrir caraterísticas totalitárias da razão instrumental da Modernidade. Verificou-se, nomeadamente, que a razão instrumental objectivava tudo à sua volta [3]. Verificou-se também que a razão instrumental reduziu o homem a objeto de informação, privando-o do direito de ser sujeito da comunicação [4]. Além disso, parece que a mesma razão instrumental olhava para as necessidades humanas como meios para o aumento do poder, e não como fins em si mesmos [5]. Embora esse outro lado da Modernidade se tenha igualmente expressado no domínio dos cuidados de saúde, este domínio específico (como um dos elementos importantes dos direitos humanos), durante algum tempo, foi "protegido" de perspectivas críticas.

No entanto, a longo prazo, não conseguiu evitar a sujeição a...

...A desconstrução

Através da desconstrução, ou seja, revelando os pressupostos não ditos por detrás das reivindicações de "verdade" [6], torna-se óbvio que, à semelhança de outros domínios sociais, a "verdade" dos cuidados de saúde se baseia nos principais determinantes da paradigma cartesiano, ou seja, no objetivismo, reducionismo e determinismo mecânico [7]. Nomeadamente, torna-se óbvio que o objetivismo, o reducionismo e o determinismo mecânico são a fonte comum do:

- base científica dos cuidados de saúde;
- relações que são impostas pelos cuidados de saúde;
- tecnologia utilizada nos cuidados de saúde;
- identidade das pessoas que procuram ajuda e são tratadas no âmbito do sistema de cuidados de saúde.

1.

A base científica dos cuidados de saúde deriva do pressuposto de que os elementos constitutivos do organismo humano são pedaços de matéria insensíveis, de carácter puramente objetivo, desprovidos de qualquer particularidade não física intrínseca. Assim, de acordo com o reducionismo, para ser estudado, o ser humano é reduzido a partes específicas, completamente separadas umas das outras. Finalmente, de acordo com os princípios do reducionismo mecânico, assume-se que toda a causalidade provém de fontes externas.

2.

A posição objetivista reduz a relação terapêutica ao plano monológico. Neste tipo de relação (em que o conhecimento do terapeuta é função do seu controlo) o paciente só pode existir como objeto de uma observação não participante. Entre ele e o terapeuta não existe intersubjetividade. O processo de comunicação reduz-se a: I - IT.

A objetivação, como é compreensível, não se fica por aqui. De acordo com o reducionismo, a relação I - IT é reduzida ainda mais. A razão principal deste novo nível de redução é o princípio que afirma que uma parte pode ser gravemente danificada e que, ao mesmo tempo, outras partes do mesmo organismo podem permanecer ilesas. O terapeuta está, portanto, a estabelecer uma relação apenas com a parte terapeuticamente "interessante". Para as outras partes não tem qualquer interesse.

Para além disso (de acordo com o princípio do reducionismo mecânico que afirma que toda a causalidade provém de forças externas), a relação do terapeuta com a parte terapeuticamente "interessante" é expressa pela utilização de uma força mecânica ou física.

3.

A base objetiva dos cuidados de saúde e o predomínio da relação I - IT estão a provocar o desenvolvimento específico da tecnologia médica. Nomeadamente, a tecnologia médica está a concentrar-se nas superfícies internas e externas, ou seja, nas partes do organismo humano que podem ser vistas com os sentidos ou nas suas extensões, o que significa que a relação terapêutica é permanentemente mediada por procedimentos e dispositivos que privam o doente da sua realidade interna profunda, tratando-o como "esvaziado", ou seja, como uma entidade privada de subjetividade.

Uma vez que a relação terapêutica (embora mantendo a relação geral I - IT) se reduz praticamente à relação do terapeuta com a parte "interessante" do paciente, a tecnologia concentra-se em tecidos e órgãos isolados.

Além disso, de acordo com a afirmação de que toda a causalidade provém de forças externas, a tecnologia dos cuidados de saúde negligencia as capacidades e os potenciais dos doentes. O princípio tecnológico fundamental é a substituição, o que significa que os processos e funções interrompidos ou enfraquecidos são substituídos por influências externas e forçadas, como medicamentos e procedimentos cirúrgicos.

4.

Como resultado final, ao ser "esvaziado", reduzido e submetido à força mecânica externa, um ser humano (enquanto paciente) é forçado a uma identidade descritiva específica.

Num primeiro momento, privado de subjetividade, torna-se um mero objeto de manipulação. Como tal, tendo em conta que a intervenção terapêutica é dirigida a órgãos ou tecidos, ele/ela está a ser identificado/a com um órgão doente, ou com um achado médico, ou mesmo com uma intervenção médica planeada/realizada. Finalmente, a substituição (que é a principal abordagem tecnológica dos cuidados de saúde dominantes) produz uma atmosfera de impotência humana e de omnipotência tecnológica. A tecnologia torna-se tudo e o ser humano - "nada"...

Tabela 1. Conceitos do paradigma dominante e seus efeitos

Conceito	**Princípios básicos**	**Relações**	**Prática**	**Estado do doente**
Objetivismo	Pedaços de matéria sem consciência como elementos básicos	Relação dominante "I - IT"	Doentes "esvaziados", privados de conteúdos subjectivos	Objeto de manipulação
Reducionismo	Todas as entidades são reduzidas às suas partes	Apenas as partes "interessantes" são tratadas	Tratamento direcionado para superfícies externas e internas	Doente identificado com órgão doente
Determinismo mecânico	Todas as causas provêm de fontes externas	Poder coercivo base de toda a mudança	A substituição é o princípio básico do tratamento	A tecnologia é tudo, o doente é "nada"

É claro que um ser humano que é completamente sujeito a manipulação, reduzido a uma parte do corpo ou a um achado médico, "anulado" em nome da tecnologia médica - é um ser humano cujos direitos humanos são gravemente violados. De facto, o direito aos cuidados de saúde (por si só um direito humano importante) é acompanhado de negligência e mesmo de negação dos direitos humanos fundamentais definidos na Declaração Universal dos Direitos do Homem: o direito a ser "igual em dignidade", o direito a "beneficiar de todos os direitos sem distinção de qualquer espécie" ("tal como outro estatuto") e o direito a não ser sujeito a "tratamentos desumanos e degradantes" [8].

Transição

A revelação da sua dupla natureza (como o direito humano moderno organizado de uma forma que viola os direitos humanos fundamentais) fez com que os cuidados de saúde entrassem num período de transição.

Num período de transição, os profissionais de saúde têm duas opções básicas. Uma delas é esquecer a categoria dos direitos humanos. A outra é participar no processo iniciado com a desconstrução, ou seja, empenhar-se no desenvolvimento dos cuidados de saúde de forma a que o alívio do sofrimento do doente não traga consigo a sua degradação. Isto significa que os profissionais de saúde têm de encontrar respostas para as seguintes questões:

- Como é que o doente, em vez de ser manipulado, pode ser apoiado como um igual?
- Como é que o doente, em vez de ser reduzido a uma parte "interessante", pode ser apoiado como um todo?
- Como é que o paciente, em vez de ser "anulado" em nome da tecnologia, pode ser apoiado para demonstrar a sua agência e os seus potenciais?

A consciência de que estas questões têm de ser tratadas suscitou dois grupos de respostas. O primeiro grupo optou, maioritariamente, pela moralização. As suas principais caraterísticas foram vários apelos, exigindo aos profissionais de saúde que fossem mais humanos e prestassem mais atenção à ética médica. Um dos apelos mais recentes é o de voltar aos direitos humanos em vez dos direitos dos doentes [9]. O segundo grupo de respostas pode ser designado por institucional. A sua principal caraterística eram os mecanismos institucionais corretivos, ou seja, a introdução de novidades institucionais que reforçavam a posição do doente, como a instituição do provedor médico, ou cartas específicas que protegiam direitos específicos dos doentes [10].

No entanto, nem os apelos morais, nem as novidades institucionais tiveram sucesso. Ambos permaneceram reféns do paradigma dominante dos cuidados de saúde, ou seja, reféns do objetivismo, do reducionismo e do determinismo mecânico. Assim, a sua eficácia foi muito limitada [11].

Por razões semelhantes, a resposta oferecida a partir da posição do pós-modernismo desconstrutivo, baseada no conceito de "cuidado como dádiva", também não foi satisfatória. Nomeadamente, de acordo com o conceito de "cuidado como dádiva", ao contrário da preocupação habitual com o poder e o controlo, o terapeuta deveria preocupar-se com valores de amor, confiança e doação. Este tipo de preocupação permitir-lhe-ia resistir e recusar o discurso médico dominante. Do mesmo modo, forneceria à pessoa cuidada um recurso para desafiar a sua subjetividade imposta pela medicina [12].

Evidentemente, o "cuidado como dádiva" é a resposta que poderia fazer face à vigília do cuidado, típica dos cuidados de saúde dominantes. No entanto, o "cuidado como dádiva" (por si só) não é suficiente para parar a produção de pacientes com a identidade de um objeto, porque, mesmo no caso de uma verdadeira dádiva (quando nem sequer se dá conta de que está a dar), há um problema persistente da tecnologia médica. Ou seja, tanto os terapeutas como os pacientes permanecem sob o controlo da tecnologia, conceptualizada como meio de manipulação e controlo. Na prática, isto significa que o amor, a confiança e a dádiva só podem ser aplicados em situações não terapêuticas. É por isso que é necessário mudar não só a relação terapêutica dominante, mas também a tecnologia dominante dos cuidados de saúde. Só essa mudança conjunta específica, a mudança tanto das relações como da tecnologia, poderia levar à transcendência de uma identidade típica de paciente-objeto e ao respeito pelos seus direitos humanos básicos. Para alcançar esta transcendência, é necessário dar um passo em frente em relação à desconstrução. Este "passo em frente" é a pós-modernidade construtiva.

E a caraterística básica desta pós-modernidade particular é...

...Revisão

A revisão pós-moderna é um conceito que envolve uma nova unidade de intuições científicas, éticas, estéticas e religiosas [13]. Esta síntese específica pode alargar os fundamentos da Modernidade e, deste modo, conduzir a uma transformação. A parte chave desta transformação é uma nova narrativa, ou seja, uma nova história humana que se baseia no paradigma holográfico em vez do cartesiano [14]. O paradigma holográfico está a facilitar a superação dos grilhões impostos pelo objetivismo, reducionismo e determinismo mecânico e, dessa forma, está a facilitar o desenvolvimento de relações diferentes, tecnologia diferente e identidade diferente do doente.

1.

De acordo com o paradigma holográfico, os blocos de construção mais elementares a partir dos quais o nosso mundo é construído parecem assemelhar-se a expressões vibracionais.

As expressões vibracionais podem ser a substância tanto do mundo da matéria (ou seja, o mundo do corpo) como do mundo da energia (ou seja, o mundo dos pensamentos e sentimentos). É por isso que o paradigma holográfico está a permitir que "o subjetivo" se junte ao "objetivo" como igual. Assim, ao aceitar a natureza vibracional do ser humano, a posição científica fundamental dos cuidados de saúde torna-se "o subjetivo/objetivo" como uma totalidade indivisível.

O paradigma holográfico está, também, a conduzir ao abandono do reducionismo. Sendo expressões vibracionais, partes de uma totalidade específica estão a interagir, criando interferências específicas. Por causa dessa interferência, estão a ser desenvolvidas caraterísticas específicas, caraterísticas essas que vão desaparecendo quando o todo é desmembrado e a interferência desaparece. Isto significa que o todo é sempre mais do que a soma das suas partes. E este princípio é a caraterística fundamental do holismo, que é a segunda caraterística da revisão pós-moderna dos cuidados de saúde.

Como blocos de construção universais, as expressões vibracionais são também a base da causalidade. Isto significa que a causalidade não é apenas externa e mecânica. É também subjectiva. Com a inclusão da subjetividade, o ser humano ultrapassa a impotência (imposta pelo determinismo mecânico) mas, ao mesmo tempo, perde a possibilidade de evasão. Ou seja, dentro do paradigma holográfico, o elemento chave da causalidade passa a ser a responsabilidade pessoal que pode influenciar significativamente as constelações vibracionais.

2.

Os três conceitos fundamentais da revisão pós-moderna (subjetivo/objetivo, holismo e responsabilidade pessoal) podem estimular o desenvolvimento de diferentes relações nos cuidados de saúde.

A aceitação da subjetividade do paciente conduz à mudança da relação terapêutica dominante. Em vez do manipulador EU - TI, essa relação torna-se dialógica e evolui para o EU - TU.

A natureza vibracional de um organismo está a mudar a compreensão do organismo e dos seus componentes. Torna-se claro que os componentes (estando em permanente ligação devido aos padrões de interferência vibracional) não estão separados e isolados. Entende-se, portanto, que a mudança de cada componente está a influenciar tanto o organismo como um todo como todos os outros componentes.

Finalmente, há uma mudança do princípio terapêutico fundamental. Em vez de influenciar as superfícies objectivas grosseiras, manifesta-se uma tendência para atingir os níveis mais profundos das constelações vibracionais. É por isso que, em vez da aplicação de força mecânica, o aprofundamento da comunicação terapêutica se processa diretamente e/ou através de várias influências terapêuticas de natureza vibracional.

3.

A relação dialógica, a inter-relação de todos os componentes de um ser humano, bem como o aprofundamento da comunicação terapêutica conduzem ao desenvolvimento de diferentes tecnologias de cuidados de saúde.

Trata-se, em primeiro lugar, de tecnologias que reduzem a distinção impenetrável entre carreira e cuidados, ou seja, tecnologias que estimulam o desenvolvimento do "espaço" intersubjetivo. É por isso que estas tecnologias permitem tanto ao terapeuta como ao paciente procurar mais profundamente as causas do sofrimento e as formas de cura.

Estas são também tecnologias que, em vez de parciais, têm uma posição holística. Em vez de agarrarem a parte terapeuticamente "interessante", dirigem-se ao ser humano como um todo.

Trata-se, finalmente, de tecnologias que, em vez de se basearem no princípio da substituição, se baseiam no princípio do apoio. Nomeadamente, a caraterística importante destas tecnologias é a estimulação dos potenciais e capacidades do paciente. Em termos práticos, isto significa que o paciente se junta ao terapeuta no processo de transformação das interferências vibracionais "doentes" e no desenvolvimento da nova constelação vibracional.

4.

A relação terapêutica baseada no desenvolvimento do espaço intersubjetivo, a agência terapêutica dirigida a um ser humano como um todo e os processos de auto-cuidado e auto-cura estão, em conjunto, a estimular o desenvolvimento da identidade do doente, que é diametralmente diferente da que é típica dos cuidados de saúde na Modernidade.

Em primeiro lugar, em vez de um olhar preocupado com a recolha de informações para informar e criar um discurso sobre o seu objeto, o fundamento da relação terapêutica é a intersubjetividade. É por isso que o doente se torna igual. Em segundo lugar, como o tratamento incide sobre o paciente como um todo, este é aceite como uma personalidade única. Por último, enquanto pessoa envolvida na agência terapêutica, o doente assume a responsabilidade e torna-se cocriador da sua saúde.

Tabela 2. Conceitos alternativos de paradigma e seus efeitos

Conceito	Princípios básicos	Relações	Prática	Estado do doente
Objetivo/ subjetivo	Elementos básicos - expressões vibracionais	*I - Tu*	Aprofundamento da comunicação terapêutica	Tendência para a igualdade de estatuto
Holismo	O todo é mais do que a soma das suas partes	A mudança de uma parte afecta o todo	Tratamento orientado para o todo	O doente é único
Responsabilidade pessoal	A causalidade é a expressão de constelações objectivas/subjectivas	As interações vibracionais são a base da mudança	O apoio como base do tratamento	Cocriador da sua saúde

Num sistema de saúde em que:

- Em vez de ser um objeto de manipulação, o doente é tratado como um igual;
- Em vez de ser reduzido a um órgão doente, o doente é aceite como uma personalidade única;
- Em vez de ser "anulado" por causa da tecnologia, o doente é um cocriador da sua saúde...

...existe uma maior qualidade dos direitos humanos em comparação com o sistema de cuidados de saúde em que o objetivo é "o direito humano moderno", representado principalmente pela disponibilidade de cuidados de saúde [15].

Direito humano pós-moderno

É verdade que, atualmente, os direitos humanos de muitas pessoas são violados por não terem acesso aos cuidados de saúde. No entanto, também é verdade que os cuidados de saúde modernos estão a violar os direitos humanos dos doentes. Assim, se concordarmos que "as violações dos direitos humanos se traduzem diretamente em morbilidade e mortalidade a nível individual e de grupo" [16], então devemos começar a trabalhar na transformação dos cuidados de saúde modernos.

Em alguns países desenvolvidos, o conceito de cuidados de saúde modernos encontra-se numa fase de diferenciação. Esta diferenciação manifesta-se em formas de pensar e de agir que apontam para uma mudança de prioridades.

Por um lado, em vez de tratar doentes individuais, está a ser enfatizada a necessidade de maximizar o bem-estar e a saúde das populações. Assim, em vez de se prestarem serviços médicos, está a dar-se primazia à aquisição de ganhos em saúde [17]. Por outro lado, está a ser desenvolvido o conceito de cuidados de saúde integrados, ou seja, a integração da medicina convencional com a medicina alternativa e as tecnologias de autoajuda [17].

o. Naturalmente, sendo um dos principais processos de transiça Os direitos humanos podem, por conseguinte, ser importantes para a orientação. No entanto, no atual período de transição, o papel específico de "sinais de trânsito" deve ser desempenhado pelos direitos humanos relacionados com a prestação de cuidados de saúde e não pelos relacionados com o acesso aos cuidados de saúde. Isto significa que talvez seja altura de começar a prestar atenção aos direitos humanos que, em contraste com os modernos, poderíamos chamar pós-modernos. Os direitos humanos pós-modernos implicam, evidentemente, o desenvolvimento de ambos, pacientes e terapeutas, desenvolvimento esse que engloba as categorias discursivas actuais e conduz a uma síntese que desvenda os seus novos significados e que permite a compreensão de uma nova narrativa terapêutica.

Referências

1. Leary V: The right to health in international human rights law. Health and Human Rights 1994. 1: 24- 56.

2. Comité dos Direitos Económicos, Sociais e Culturais: The right to the highest attainable standard of health (article 12 of the International Covenant on Economic, Social and Cultural Rights), Twenty-second session, Agenda item 3. Genebra, ONU, 2000.

3. Habermas J: The philosophical discourse of modernity (O discurso filosófico da modernidade). Cambridge, MIT Press, 1991.

4. Foucault M: *Discipline andpunish.* NewYork, Vintage, 1979.

5. Dreyfus H, Rabinow P: Michel Foucault: Beyond structuralism and hermeneutics. Chicago: University of Chicago Press, 1982.

6. Fox NJ: Beyond health: postmodernism and embodiment. Londres, Free Association Books, 1999.

7. Stambolovic V: Direitos humanos e saúde dentro do paradigma dominante. SocialScience & Medicine 1996; 42: 301-303.

8. Opsta deklaracija o ljudskim pravima. Beograd, Centar za ljudska prava, 2003.

9. Cohen J., Ezer T., Human rights in patient care:A theoretical and practical framework, Health and Human Rights Journal, 2013; 15: 7-19.

10. Saltman RB, Figueras J: Reforma europeia dos cuidados de saúde. Copenhaga, Gabinete Regional da OMS para a Europa, 1997.

11. Calnan M, Halik J, Sabbat J: Citizen participation and patient choice in health reform; in Saltman RB, Figueras J Sakellarides C (eds.): Critical challenges for health reform in Europe. Buckingham, Open UniversityPress, 1999, pp. 325-338.

12. FoxNJ: Postmodernism, sociology and health (Pós-modernismo, sociologia e saúde). Buckingam, OpenUniversity Press, 1993.

13. Griffin DR: Introdução à série SUNY em pensamento pós-moderno construtivo; em Griffin DR (ed.): The reenchantment of science. Albany, State University ofNew York Press, 1988, pp IX - XII.

14. Dychtwald K: Reflexões sobre o paradigma holográfico; In Wilber K (ed.): The holographic paradigm and other paradoxes (O paradigma holográfico e outros paradoxos). Boulder, Shambhala, 1982, pp 105-113.

15. Mann J M, Gostin L, Gruskin S, Brennan T, Lazzarini Z, Fineberg HV: Saúde e direitos humanos. HealthandHumanRights 1994; 1: 6-23.

16. Lauerman JF: Bem-vindo à saúde e aos direitos humanos. Saúde e Direitos Humanos 1994: 1: 1-2.

17. Light DW: Comparative institutional response to economic policy managed competition and governmentality. Ciências Sociais e Medicina (2001; 52: 1151-1166).

18. Peters D, Woodham A: Integrated medicine. Londres, Dorling Kindersley, 2000, pp 6-1

Reforçar o empenhamento cívico dos excluídos

(O estudo de caso)

Ao trabalhar com populações discriminadas (desde estudantes a refugiados e pessoas de etnia cigana), descobrimos que o principal resultado deste tipo de trabalho é a criação de novos espaços psicossociais. Os espaços psicossociais são espaços qualitativamente diferentes do ambiente social dominante porque são constituídos por pessoas que estão a abandonar os seus papéis impostos e que estão a criar modelos diferentes de trabalho e de relações. A importância destes espaços baseia-se numa capacidade específica: estão a criar dinâmicas que estão constantemente a desequilibrar o sistema dominante.

Devem ser criadas várias condições para criar estes espaços, ou seja, para estimular os membros de uma população discriminada a distinguir-se e a formar uma entidade diferente do ambiente psicossocial dominante:

- a intervenção tem de ser focal e não maciça,
- tem de se basear na relação e não no poder,
- tem de ter uma agenda aberta e não um plano fechado.

Há também uma componente adicional que é bastante negligenciada, embora seja muito importante: a orientação. Nomeadamente, os grupos e indivíduos discriminados são, na maioria das vezes, aprisionados por um papel imposto. Por isso, precisam de apoio para ultrapassar os limites desse papel de uma forma construtiva. É claro que, para impedir a repetição habitual do modelo repressivo dominante, o apoio deve ser libertado do poder manipulador. É particularmente importante evitar o salvamento, porque o salvador está normalmente a salvar de uma forma que lhe convém. Assim, rapidamente se transforma num novo perseguidor.

O estudo de caso que se segue descreve a forma como foi iniciado o desenvolvimento de um espaço psicossocial através da orientação e da renúncia ao poder.

O primeiro ato

1. A questão

Quatro pessoas de etnia cigana entraram no nosso gabinete dizendo que eram representantes de três acampamentos de ciganos nos arredores de Belgrado (Grocanski Kraj, Marinkova Bara e Deponija). Um deles tinha um monte de receitas de medicamentos. Pediu-nos que os ajudássemos, quer dando-lhes medicamentos, quer dando-lhes dinheiro para que pudessem comprar alguns para os seus vizinhos e familiares doentes.

2. Análise

A procura era justificada. Havia falta de medicamentos na Sérvia e as pessoas que precisavam deles tinham de os comprar, mesmo que estivessem cobertas pelo seguro de saúde. Para além disso, os medicamentos eram bastante caros e a maioria das pessoas de etnia cigana é muito pobre.

3. Prática do poder

A reação típica do poder neste caso seria a de salvar, fornecendo os medicamentos necessários. Por uma quantia relativamente pequena de dinheiro, os socorristas pareceriam óptimos aos olhos de quem recebesse ajuda, mas também aos olhos de quem ouvisse a história dos "ciganos pobres e doentes" e dos seus socorristas.

No entanto, nada mudaria. Os mesmos ciganos voltariam a aparecer no mês seguinte, com as mesmas exigências. Os socorristas poderiam então considerar o estudo de campo sobre as exigências dos ciganos doentes. Ou poderiam organizar o fornecimento regular de medicamentos. Mas estariam sempre a vaguear dentro do mesmo círculo fechado.

4. Abdicar do poder

Dissemos aos nossos visitantes que o nosso programa não inclui ajuda humanitária, mas que queremos trabalhar com eles. A nossa sugestão foi que, em conjunto, analisássemos primeiro quais são os principais problemas de saúde nas suas comunidades. Concordámos que, ao trabalharmos nos problemas comuns, poderíamos também ajudar as pessoas que atualmente precisam de medicamentos. Assim, tomámos a decisão de nos reunirmos novamente depois de os nossos visitantes terem perguntado aos seus familiares e vizinhos quais os problemas de saúde comuns nas suas povoações.

O segundo ato

1. Questões

O grupo de pessoas de etnia cigana regressou com uma série de problemas.

Em **Grocanski Kraj**, a colónia de trabalhadores sazonais, os principais problemas eram:

- sujidade, porque trabalhavam 12 horas por dia nos campos e não tinham oportunidade de tomar duche ou banho
- consumo de álcool, com os consequentes conflitos, lutas e lesões
- consequente falta de dinheiro, o que significa abrigos frios e doenças no inverno.

Em **Deponija** , os principais problemas foram:

- infestação de ratos que mordiam as crianças e comiam os alimentos.
- falta de água potável.

E em **Marinkova Bara**:

- derrame de águas residuais nas passagens entre as casas.
- lixo espalhado por todo o lado.
- constantes rusgas policiais e regresso de moradores espancados e humilhados.

2. Análise

Era evidente que o fornecimento de medicamentos serviria como uma solução temporária, enquanto as causas profundas persistiriam. Agora, aproximamo-nos dos verdadeiros problemas. É claro que a maioria dos problemas mencionados pelos representantes dos acampamentos de ciganos eram estruturais. Por isso, tinham de ser tratados por instituições a nível municipal, ou mesmo a nível estatal. No entanto, os acampamentos de ciganos estiveram (durante anos) muito abaixo na escala de prioridades. Por isso, era importante envolver mais alguém.

3. Prática do poder

Uma forma típica de o poder manipulador reagir a problemas estruturais é educação positivista. O ensino positivista é politicamente seguro e é também bem pago. Desta forma, o controlo é alargado aos estratos sociais onde os professores podem ser recrutados. Nesta fase, portanto, a partir da posição de poder, seriam organizadas várias palestras e cursos nos acampamentos ciganos: começando com cursos para jovens líderes e terminando com palestras sobre alcoolismo. Ou vice-versa.

No entanto, este tipo de educação ou é repelente e aborrecido, ou tem uma essência missionária e tende a criar convertidos. No primeiro caso, o produto típico são os desistentes (visíveis ou invisíveis). No segundo caso, o produto típico são os seguidores que se esforçam por encontrar o seu lugar na estrutura missionária e não na sua (antiga) colónia.

4. Abdicar do poder

Sugerimos aos nossos visitantes de etnia cigana que preparassem o projeto a que chamámos "O Eco-pôster". O objetivo inicial deste projeto era incluir mais pessoas na atividade dedicada aos problemas das povoações.

Na primeira parte do projeto, teve de ser organizado um concurso entre jovens residentes. O tema era: principais problemas das povoações, e os participantes no concurso tinham de apresentar os problemas em duas versões: "Como é que está agora?" e "Como é que eu gostaria que estivesse?"

Na segunda parte do projeto, os desenhos escolhidos pelo júri da colónia seriam impressos como cartazes e expostos por toda a colónia.

Acordámos que os nossos visitantes criariam "comités de saúde" que seriam responsáveis pela concorrência em ambas as povoações. (Era inverno, por isso Grocanski Kraj estava deserto). Em língua cigana, o comité de saúde chamava-se "Amalipe te avel amendje maj lache", ou seja, "juntarmo-nos para melhorarmos".

O terceiro ato

1. Questões

Os nossos colegas de trabalho de Roma vieram entusiasmados com todos os eventos que surgiram no "Ecoposter".

Falaram de como as pessoas nas povoações se agitaram com os cartazes e com as histórias que as rodeavam. Falaram de reuniões que organizaram. Vangloriaram-se de terem conseguido trazer o vice-presidente de um município a uma reunião e de terem persuadido um chefe de departamento de uma unidade de saúde pública a iniciar uma campanha de extermínio de ratos na sua colónia (ambas as visitas foram as primeiras na história da colónia). Disseram que era preciso fazer alguma coisa agora.

2. Análise

Em dois acampamentos ciganos, uma parte dos seus residentes foi "acordada". Para além disso, foi conseguido algo muito prático com o envolvimento de indivíduos notáveis. Os resultados podem ser atribuídos à boa vontade de indivíduos de instituições que responderam positivamente aos apelos dos residentes. No entanto, para enfrentar os problemas básicos, este tipo de boa vontade não é suficiente. Seria necessário um empenhamento sério das instituições. As instituições, como é óbvio, não entendem os apelos. Falam a linguagem dos factos. Assim, pelo menos alguns factos tiveram de ser recolhidos para iniciar a discussão com as instituições.

3. Prática do poder

A resposta típica da posição de poder seria a contratação de peritos. Os peritos fariam uma triagem dos problemas básicos dos acampamentos de ciganos; acrescentariam depois uma lista de consequências e uma lista de soluções.

No entanto, é provável que estes resultados fiquem na gaveta de alguém. Ou seja, nem as instituições, nem os residentes sentiriam que estes resultados lhes pertencem. Por conseguinte, não haveria uma força motriz no seu seio. E sem uma força motriz não seria possível alcançar muito. Especialmente quando se trata de investimentos em bairros de lata, onde, em vésperas de eleições, bastaria chegar com o camião cheio de sacos de farinha para obter toda a atenção e apoio.

4. Abdicar do poder

Numa discussão aberta com representantes de dois acampamentos de ciganos, chegámos à conclusão de que a pressão deve ser exercida sobre as instituições municipais e estatais. Também concordámos que a pressão mais eficaz viria dos residentes, porque são eles que estão interessados nas mudanças. Naturalmente, esta pressão tinha de se basear na situação real, ou seja, em dados exactos.

Para obter os dados exactos, era necessário um inquérito. Por isso, colocou-se uma questão: "que dados devemos procurar?", ou "que dados representariam da melhor forma as difíceis condições de vida dos residentes dos colonatos ciganos?"

A opinião mútua foi que a melhor solução seria obter dados sobre o estado social e de saúde dos residentes. Além disso, a ênfase foi colocada na literacia devido à sua importância para a comunicação com as instituições. Assim, ambos os comités de saúde, ou ambos os Amalipe te avel amendje maj lache, elaboraram questionários, recrutaram inquiridores entre os residentes e os seus familiares e, com a supervisão de peritos, inquiriram 2500 residentes de Marinkova Bara e Deponija.

O quarto ato

1. Questões

De acordo com os resultados, 80% dos inquiridos não dispunham de um rendimento regular. 27% sustentavam as suas famílias através de trabalhos físicos periódicos e 21% através do contrabando. Além disso, 80% viviam em casas húmidas, 45% das quais tinham água canalizada e 17% tinham água canalizada. No que diz respeito à saúde, 37% dos residentes tinham doenças crónicas, 23% tinham de tomar medicamentos mas não os conseguiam obter regularmente e 15% disseram que não conseguiam obter medicamentos de todo. Entre as crianças, 24% estavam doentes durante a visita dos inspectores, 10% não tomaram qualquer vacina e 21% foram vacinadas de forma irregular. Por outro lado, 20% das pessoas em idade escolar eram analfabetas e apenas 13% sabiam assinar o nome, 20% não frequentavam a escola, enquanto 15% frequentavam escolas ou aulas para crianças com deficiência mental. Além disso, 24% não concluíram o ensino primário obrigatório. Entre os adultos, havia 24% de analfabetos e apenas 17% sabiam assinar o nome.

2. Análise

O inquérito revelou que os residentes de dois acampamentos de ciganos necessitam de um apoio considerável, mesmo em matérias que estão geralmente disponíveis, como o ensino primário e a vacinação.

Por isso, a primeira pergunta foi: "Por onde começar?"

Discutimos esta questão nos comités de saúde e chegámos à conclusão de que o início que poderia oferecer possibilidades de um empenhamento pessoal mais eficaz para melhorar o estatuto social era - fazer alguma coisa em relação ao analfabetismo.

Mas não é a abordagem habitual à literacia.

Nomeadamente, as necessidades dos residentes dos acampamentos ciganos foram, pelo menos parcialmente, causadas pela segregação. Por isso, era necessário evitar elementos de segregação no ensino dos analfabetos. E isso significava que a própria aprendizagem tinha de ser efectuada na língua cigana, prestando atenção aos conteúdos culturais e geracionais.

3. Prática do poder

No contexto da prática do poder, os dados do inquérito apontam para um comportamento de salvamento. Este tipo de comportamento manifestar-se-ia mais frequentemente na criação de serviços paralelos de natureza médica ou educativa que compensariam a negligência e o empenho insuficiente das instituições oficiais.

No entanto, o problema típico destas instituições paralelas é a sua orientação técnica. Isto significa que quase não é dada atenção às componentes inerentes à manipulação e à segregação. É por isso que, desde o início, ou um pouco mais tarde, os serviços paralelos estão a repetir o padrão das instituições oficiais. Os socorristas não prestam atenção a este facto. Para eles, é mais importante criar uma estrutura adicional que esteja sob o seu controlo.

4. Abdicar do poder

Dois professores ciganos juntaram-se ao grupo. Encontrámos duas cartilhas de língua cigana. Os jovens ciganos interessados em participar como professores começaram a recolher conceitos que poderiam ter um significado especial para os seus futuros alunos. Também foi tomada a decisão de organizar os grupos de acordo com a idade.

Depois, tornou-se claro que os nossos colegas ciganos, organizados em comités de saúde, começaram a hesitar. Finalmente, parecia que não abominavam o seu empenhamento educativo, mas outra coisa: os seus compatriotas que se impunham como autoridades da opinião pública cigana, editando uma revista sobre a língua cigana, escrevendo ou participando em organizações internacionais ciganas.

Por isso, propusemos aos nossos colegas de trabalho de etnia cigana que iniciassem outro projeto. Esse projeto poderia também servir de apoio ao envolvimento pessoal e, ao mesmo tempo, lidar com a segregação.

O projeto foi designado: "Mapas das povoações de Roma".

Na primeira fase do projeto, todos os acampamentos de ciganos em Belgrado deveriam ser visitados. Os dados básicos deveriam ser recolhidos relativamente à localização, história, número de residentes e infra-estruturas. Depois disso, cada uma destas povoações seria apresentada no mapa.

Na segunda fase do projeto, as mesmas pessoas visitariam as povoações levando os mapas. Desta vez, teriam reuniões com os moradores. Durante essas reuniões, eles inicialmente corrigiriam suas descobertas anteriores. Além disso, solicitariam dados especiais. Estes dados especiais seriam obtidos através de perguntas adicionais como: "O que é que gostaria de mudar na sua povoação, ou "De que é que se orgulha na sua povoação?"

Nessa altura, seriam construídos novos mapas com os nomes de todos os colaboradores e entregues às pessoas das povoações.

O que é que esperávamos destes mapas?

Em primeiro lugar, o crescimento da rede de pessoas envolvidas em espaços psicossociais. Depois, a difusão do conhecimento sobre o número de pessoas de etnia cigana, ou seja, sobre o seu poder quantitativo na cidade. Esperávamos também que a difusão de conhecimentos sobre valores de que se orgulham afectasse a sua imagem de uma forma positiva, que desse a conhecer valores que poderiam oferecer a outras pessoas, para todo o tipo de trocas.

Epílogo

O programa no âmbito do qual desenvolvíamos projectos com os nossos colegas de trabalho de etnia cigana foi abolido. Por isso, perdemos o contacto com eles.

No entanto, alguns meses mais tarde, um amigo de Médicos do Mundo veio fazer uma visita privada e começou a falar sobre as suas impressões: "Conheci um grupo estranho de pessoas de etnia cigana - disse ele - a primeira coisa que me disseram foi que não queriam medicamentos".

Soubemos, num instante, quem ele tinha encontrado.

E não tardou a confirmar que tínhamos razão.

Conclusão

No trabalho sobre o desenvolvimento de espaços psicossociais, um grupo específico de pessoas de etnia cigana foi apoiado no compromisso mútuo de identificar e alterar condições específicas que contribuem para a sua saúde precária.

Foi estabelecida uma parceria genuína com eles, o que significa que os autores do projeto estavam a trabalhar com eles como iguais nas suas questões, numa relação de confiança e respeito.

Além disso, os autores do projeto foram envolvidos como facilitadores.

Além disso, em vez de se concentrar numa única questão, a abordagem foi abrangente, com orientação para as raízes dos problemas e com ênfase nos activos e potencialidades da comunidade.

O trabalho no projeto foi interrompido e os autores do projeto não puderam acompanhar os desenvolvimentos posteriores. No entanto, várias fases que foram realizadas manifestaram actividades e eventos não tão frequentemente vistos no trabalho de promoção da saúde.

Estes foram:

- paradigma construtivista, demonstrado através do uso de práticas baseadas
- trabalho, retirado de esforços reais de promoção da saúde baseados na comunidade. (Labont & Roberston 1996)
- desenvolvimento do capital social, demonstrado como uma acumulação de resultados que estão ligados pelo bem comum. (Hyde 1999)
- reforço das capacidades, demonstrado através da criação de uma infraestrutura e da promoção de capacidades de resolução de problemas. (Putnam 1994)
- empowerment, demonstrado como um processo constante de capacitação de indivíduos e grupos para participarem em acções colectivas. (Erben et al. 2000)

É claro que os resultados em termos de saúde são mais visivelmente influenciados por outros compromissos mais técnicos. Em comparação com estes, a criação de espaços psicossociais através da orientação pela renúncia ao poder parece modesta em termos de escala. No entanto, as fases iniciais do trabalho com a população cigana demonstraram um potencial promissor, especialmente para as comunidades desfavorecidas.

Nota: Este estudo descreveu um compromisso regular do autor, responsável pelo programa "Saúde Comunitária" no Open Society Fund.

Referências

1. Erben R., Franzkowiak P., Wenzel E. (2000). People Empowerment vs. capital social. From Health promotion to social marketing. *Health Promotion Journal OfAustralia* , 9(3), 179-182.

2. Hyde J. (1999). Reforma do sistema de saúde e capital social, *Desenvolvimento*, 42(4), 49-53.

3. Labont R., Robertson A. (1996). Entregar os bens, mostrar as nossas coisas: The case for constructivist paradigm for health promotion research and practice. *Health Education Quarterly*, 23(4), 431-447.

4. Putnam, R.D. (1994). Making democracy work. Tradições cívicas na Itália moderna. Princeton , Princeton University Press

A medicina alternativa e o ensaio cego

Nas últimas décadas, a medicina alternativa transformou-se num fenómeno que começou a passar de áreas marginais para áreas centrais da perceção social (Bemstein e Shuval, 1997; Drake, 1998; Baer et al., 1998; Schepers e Hermans 1999). Assim, em vários debates sobre tratamentos médicos alternativos, o oficialismo é frequentemente solicitado como árbitro dominante.

A parte do oficialismo que, no caso da medicina alternativa, é geralmente considerada a mais competente é a ciência ortodoxa. A ciência ortodoxa está a alcançar a dimensão de um fornecedor de satisfação universal. É utilizada por aqueles que condenam a medicina alternativa. É proposta como árbitro final por aqueles que se consideram imparciais ou indecisos. Ao mesmo tempo, espera-se que o seu julgamento seja positivo para os adeptos da medicina alternativa.

Todas estas expectativas, variadas e mutuamente opostas, podem ser satisfeitas, eventualmente, por algum poder extraterrestre. A ciência ortodoxa, por si só, não tem esse poder. É uma falsa divindade. É apenas mais um fetiche que aprendemos a venerar, esperando dela muito mais do que pode dar.

A transformação da crença nas ciências ortodoxas numa apreciação que observa criticamente essa mesma ciência pode recordar-nos alguns factos muito claros e simples:

- a ciência ortodoxa não é a única abordagem legítima, quer na interpretação da vida, quer nos julgamentos relativos a vários acontecimentos naturais; a arte, a literatura, a filosofia e a religião têm sido de grande ajuda para várias pessoas, em várias circunstâncias,
- a ciência ortodoxa não tem resposta para tudo; as questões existenciais do homem, as que dizem respeito ao amor, ao calor, à morte, à felicidade, à esperança estão fora do seu alcance,
- a ciência ortodoxa não prova nada; procura sobretudo verificar; as suas verificações, além disso, são enunciadas como aproximações, e estas aproximações são geralmente de duração limitada.

"Científico" é, portanto, demasiado limitado para ser sinónimo de "verdadeiro". A principal razão do seu confinamento é a propensão dos cientistas para se basearem num número limitado de factos, ou seja, factos proclamados como essenciais pela sua lógica selectiva. Além disso, esta lógica está intimamente ligada a métodos específicos que são utilizados para corroborar as suas principais premissas. Assim, "científico" significa, na verdade, que um determinado fenómeno está a ser interpretado através de abordagens lógicas e técnicas específicas.

Ciências médicas

A abordagem da ciência médica ortodoxa é valorizada devido à sua alegada imparcialidade. Diz-se que os resultados da investigação médica, sendo independentes dos investigadores, podem ser considerados válidos em geral.

No entanto, insistir neste tipo de independência - que é questionável se assumirmos que o observador faz parte do observado e que a investigação e as provas clínicas, tal como qualquer "produto" ou serviço médico, estão sujeitas aos interesses concorrentes, à autoridade e aos valores científicos e sociais dos que disputam uma posição e uma influência no ambiente em mutação dos cuidados de saúde (Berkwits, 1998) - está, na verdade, a disfarçar uma dependência não tão visível. Nomeadamente, embora amplamente aceite como válida e exacta, a abordagem da ciência médica ortodoxa - tal como a abordagem de outros domínios cartesianos - está a construir a realidade. E esta construção é efectuada de acordo com a interpretação dominante de um ser humano, funcionando em benefício de uma relação social dominante.

Na ciência médica ortodoxa, o homem é inicialmente compreendido sob o aspeto do reducionismo mecanicista. Desta forma, o ser humano é retratado como "esvaziado" (isto é, privado das suas capacidades básicas, desde a autorreflexão até ao desejo de amar), o que leva à concetualização geral dos seres humanos como coisas, tanto dentro como fora da instituição médica.

A abordagem da ciência médica ortodoxa está, portanto, a impor relações baseadas no poder e na manipulação. A prática médica, universalmente caracterizada pela relação: especialista poderoso vs. paciente dependente e rendido, significa na realidade a prática do controlo sobre alguém que pede ajuda. E ao aceitar este tipo de violência institucionalizada na medicina, a violência institucionalizada é muito mais aceite em todo o lado.

A abordagem médica científica ortodoxa está também a promover uma prática em que o doente é "nada" e a tecnologia é "tudo". Desta forma, está a degradar o doente e as suas capacidades. Colocar a tónica na impotência humana e na omnipotência tecnológica não significa, evidentemente, afirmar a tecnologia em si mesma. O que se afirma são os grupos sociais dominantes enquanto impostores, promotores e utilizadores finais desta tecnologia.

A ciência médica ortodoxa está, finalmente, a participar na formação dos mapas mentais específicos que estão a condicionar a perceção humana e que estão a determinar não só a forma como se deve perceber, mas também se algo será percebido de todo. Uma vez formados, estes mapas mentais, enquanto composição de um âmbito abstrato e relativamente imutável, estão a inibir a capacidade de compreensão das pessoas, ainda mais do que é permitido e prescrito.

Então, o que aconteceria se algum investigador tentasse libertar-se do modelo imposto pela ciência médica ortodoxa?

Os círculos médicos científicos proclamariam que a sua busca não é científica.

No ambiente que está sob o controlo dos mapas mentais dominantes, isso significaria a desqualificação imediata não só da tarefa, mas também do investigador independente.

A ferramenta

O ensaio cego é a ferramenta invocada pelos defensores da abordagem médica ortodoxa como uma espécie de argumento supremo. Pode dizer-se que o ensaio cego é a expressão mais importante dos esforços dos cientistas médicos para se convencerem a si próprios (e aos outros) de que a sua abordagem não é tendenciosa, ou seja, que, devido ao procedimento estabelecido, são excluídas eventuais intenções de satisfazer interesses que não os científicos. Naturalmente, os instrumentos são sempre construídos de acordo com os princípios de uma abordagem geral (Kuhn, 1970). Assim, do ponto de vista que implica que a abordagem da ciência médica ortodoxa é dependente e especificamente dirigida, a irrepreensibilidade do ensaio cego torna-se questionável.

A principal questão que surge da tendência para apresentar o ensaio cego como uma ferramenta universalmente aplicável é que ele só é válido dentro de uma realidade estritamente especificada, a realidade que é construída de acordo com a noção específica dos seus três elementos básicos: paciente, investigador e tratamento.

Dentro desta realidade:

- O paciente encontra-se, a priori, num estado passivo; é objeto de manipulação e, como tal, é privado de todos os mimos humanos que não se enquadram neste papel particular,
- o investigador é ativo; ele é o manipulador autorizado a submeter os doentes ao seu controlo para verificar as suas hipóteses, o tratamento é a influência crucial do investigador através da qual o doente é empurrado para o estatuto mais desejável ou positivo,

O esboço destes três elementos básicos aponta para a situação em que a subordinação do doente e o poder do investigador são simultaneamente enfatizados e produzidos.

O doente é reificado. No ensaio cego não há auto-determinação do doente. Esta é anulada logo no início pela aleatorização. A singularidade humana do doente também é negada. Desvanece-se primeiro no processo de homogeneização, e depois na "lata" da variação, porque o investigador está concentrado em comparar médias de algumas variáveis proclamadas (por ele!) como essenciais. A subjetividade do paciente, por fim, é deitada fora antecipadamente, não só como algo não mensurável, mas também como algo sem importância.

O investigador é endeusado. Ele tem jurisdição sobre o doente e tem mesmo autoridade para o mudar. Nestas circunstâncias, a famosa cegueira não é essencial. Como o investigador é quem seleciona e categoriza todas as condições do ensaio cego, a cegueira é, em grande medida, uma mistificação porque não induz, por si só, qualquer mudança estrutural.

Imaginemos agora o que aconteceria se o doente e o investigador fossem concebidos de forma diferente, ou seja, o que aconteceria no caso de uma abordagem diferente?

No caso de uma abordagem:

- onde a autodeterminação de um doente seria importante, como base da autorregulação humana,
- onde a singularidade humana seria essencial para compreender que o sofrimento do paciente é o produto da sua história pessoal,
- onde se atribuiria uma importância especial à subjetividade do doente devido à sua ligação funcional com os sinais objectivos de sofrimento,

- onde a igualdade entre o paciente e o investigador seria sublinhada, especialmente no que diz respeito à simetria do poder, porque tanto o controlo sobre as pessoas como a subordinação humana seriam encarados como factores patogénicos...

... teríamos então de lidar com uma realidade completamente diferente.

Dentro desta realidade o julgamento cego não seria aplicável. Na verdade, a prova cega seria cancelada pelos mesmos elementos que estão a ser cancelados por ela própria, no processo de construção da realidade adequada à prova cega.

Incompatibilidade

De acordo com a abordagem do ensaio cego, o homem é visto nomoteticamente, ou seja, como algo que se reproduz constantemente da mesma maneira. O ser humano único é reduzido ao paciente padronizado.

As conclusões baseadas neste representante normalizado são aplicadas a todos os outros que, através de um processo semelhante de normalização, são empurrados para a mesma categoria.

A abordagem das terapias médicas alternativas é idiográfica, ou seja, cada homem é considerado único. É por isso que se considera que cada pessoa está doente à sua maneira. A doença diagnosticada é apenas uma caraterística de um distúrbio de saúde mais amplo e individual.

A abordagem do ensaio cego é reducionista. Proveniente de um ambiente psicossocial obcecado pela hierarquização, o ensaio cego é concebido para dar resultados do tipo "ou/ou", o que significa que um de dois tratamentos é "superior" ou "melhor" do que outro.

A abordagem da medicina alternativa é holística. O holismo não é hierárquico. É por isso que na medicina alternativa não existe uma doutrina técnica universal, nem um domínio daqueles que tentam impor o seu sistema. A questão fundamental é: o que é que se adequa melhor a este ser humano em particular? Por isso, o princípio inerente à medicina alternativa é o sinergismo. Várias técnicas, procedimentos e preparações têm um valor semelhante e podem ser combinados ou aplicados de forma alternativa.

O ensaio cego baseia-se na lógica da manutenção do controlo do investigador. Assim, o paciente ideal está imóvel enquanto o investigador reduz a sua evolução às alterações das variáveis escolhidas.

As terapias alternativas seguem a lógica do desenvolvimento do paciente. A sua principal tarefa é estimular ou libertar as capacidades do paciente. O tratamento está em conformidade com as mudanças de desenvolvimento do paciente.

O ensaio cego reduz o doente a uma entidade mecânica. Por outras palavras, apenas as variáveis "objectivas" são tomadas em consideração pelo investigador. Da mesma forma mecanicista, a variável de tratamento também é concebida.

No domínio das terapias alternativas, a componente subjectiva da realidade é realçada. A intencionalidade subjectiva do paciente é considerada como uma componente importante da sua cura, bem como das suas percepções, sentimentos e interações.

Em suma, podemos dizer que certos factores relevantes para o tratamento alternativo são

ignorados pelo ensaio cego.
Além disso, o julgamento cego está a reforçar e a promover a manipulação. O doente está a ser determinado por critérios selecionados e por regras de conduta que o colocam numa posição inferior.
Nas terapias alternativas, no entanto, há uma emergência de elementos de emancipação. O paciente é visto como um todo e considerado como um participante ativo na cura.

Procura de novos caminhos

Não há continuidade entre a medicina alternativa e a medicina ortodoxa. A medicina alternativa está a desenvolver-se a partir de um novo paradigma médico. Evolui a partir de pensamentos, valores e atitudes que determinam uma visão diferente da realidade.
Como produto de pensamentos, valores e atitudes do paradigma médico ortodoxo, o ensaio cego é direcionado para a articulação de fenómenos e teorias que são fornecidos pelo próprio paradigma médico ortodoxo. Por conseguinte, seria uma espécie de leito de Procusto para a medicina alternativa, ou seja, a tentativa de enquadrar as terapias alternativas nos regulamentos do ensaio cego levaria à sua paralisação.
Assim, o problema prático das terapias alternativas é como desenvolver formas alternativas de investigação, formas essas que articulam a medicina alternativa como parte de um novo paradigma, o paradigma que está a anunciar e a promover a emancipação humana.
As primeiras tentativas nesta direção podem ser discernidas na prática dos psiquiatras radicais e dos psicólogos humanistas (Steiner, 1973).
A sua mensagem comum é: o direito de expressão deve ser exercido pela pessoa que está a pedir ajuda. Se esta condição não for satisfeita, essa pessoa é praticamente um objeto de manipulação e não um ser humano.
As circunstâncias actuais são fortemente tendenciosas contra a auto-expressão do paciente. Assim, o investigador alternativo tem de exercer o seu papel de forma negativa (Gilli, 1984). Isto significa que ele/ela tem de romper uma relação manipuladora, para incitar o mobilização do paciente-objeto, para estimular os pacientes, para abrir oportunidades de desenvolvimento dos pacientes.
No que diz respeito ao doente (designado pelo procedimento estabelecido para o papel de objeto), cabe-lhe a ele conquistar o direito de se exprimir. Tem de se esforçar por participar em todo o processo de investigação.
A participação é, evidentemente, mais do que apenas tomar parte.
A preocupação central é inverter as relações de poder.
Na investigação participativa, nomeadamente, o conhecimento dos próprios doentes é valioso.
Os doentes são vistos como agentes, capazes de analisar a sua própria situação e de conceber as suas próprias soluções. Os investigadores tornam-se aprendizes e facilitadores. Assim, através do processo de aprendizagem e análise mútuas, os doentes são trazidos para a investigação como detentores do seu próprio conhecimento e capacitados para tomar medidas

relevantes (Cornwall e Jewkes, 1995).
Então, como é que a investigação participativa se compara com o ensaio cego?
Em primeiro lugar, deve dizer-se que também é algorítmica mas, enquanto o algoritmo do ensaio cego é determinístico, o algoritmo da investigação participativa é probabilístico (Rees, 1998).
A aleatorização é abandonada. O investigador não atribui os doentes a grupos diferentes para fazer investigação sobre eles. Começa a fazer investigação de forma cooperativa, com grupos auto-selecionados que fazem uma escolha livre e auto-informada para adotar uma determinada abordagem de tratamento. O investigador e os seus co-investigadores (ou os doentes participantes) não procuram resultados estatisticamente significativos, ou seja, resultados fiáveis, que representem o caso geral e que possam ser reproduzidos. O que eles procuram são resultados que sejam válidos para eles.
Estas conclusões não são apresentadas como generalizações ou prescrições, mas como diretrizes esclarecedoras e sugestivas para outros grupos de investigadores que possam querer explorar um território semelhante da sua própria forma cooperativa e autodeterminada (Heron, 1984).
A investigação participativa está a abrir a possibilidade de reforçar as terapias alternativas. A introdução dos pacientes como co-investigadores, em vez de "trabalho sobre o paciente", está também a desafiar a investigação como uma atividade manipuladora. A investigação torna-se mesmo uma das respostas criativas à alienação generalizada das relações humanas.
Em circunstâncias em que as pessoas, amortecidas por instituições poderosas, perderam o sentimento das suas potencialidades fundamentais, este modelo alternativo de investigação e as suas implicações podem parecer irreais.
No entanto, é assim apenas do ponto de vista do paradigma dominante, e isso deve ser sempre sublinhado porque sabemos que o paradigma dominante não é o único possível. Há outros a emergir. E a escolha do paradigma não depende da enunciação dos problemas e da sua elaboração. É determinada pela nossa própria decisão: que tipo de pessoas queremos ser e em que tipo de mundo queremos viver.

Referências

1. Baer H.A., Hays J., McClendon N., McGoldrick N., & Vespucci R., (1998). The holistic movement in the San Francisco Bay Area: some preliminary observations, Social Science and Medicine 47(10), 14951501.

2. Berkwits M., (1998). From practice to research: the case for criticism in an age of evidence, Social Science and Medicine, 47(10), 1539-1545.

3. Bernstein J.H., & Shuval J.T., (1997). Nonconventional medicine, in Israel: consultation patterns of the Israeli population and attitudes of primary care physicians, Social Science and Medicine 44(9), 1341-1348.

4. Cornwall A., & Jewkes R., (1995). What is participatory research?, Social Science and Medicine, 41(12), 1667-1676.

5. Drake C., (1998). Reasons behind alternative medicine boom, Alternative Medicine Business Report. l(l), 1-3.

6. Gilli, G.A., (1984). Kako se istrazuje?, Skolska knjiga, Zagreb.

7. Heron M., (1984). Techniques of Enquiry, Research Council for Complementary Medicine, Londres (mimeografado).

8. Enciclopédia Internacional da Ciência Unificada, Fundação da Unidade da Ciência, Vol. II Número II. Imprensa da Universidade de Chicago, Chicago, Londres.

9. Rees E Kuhn, T.S., (1970). The Structure of Scientific; Revolutions, Second Edition, (1998). A prescription for a docking procedure?, International Journal of Alternative & Complementary Medicine, 16(12), 7-10

10. Schepers R.M.J., & Hermans H.E.G.M., (1999). The medical profession and alternative medicine in the Netherlands: its history and recent developments, Social Science and Medicine, 48(3), 343-351.

11. Steiner C., (1973). Psiquiatria Radical: Princípios, em Agel J. (ed.), Therapist, Ballantine Books, Nova Iorque.

Descolonização da medicina alternativa

A discussão sobre a descolonização da medicina alternativa inclui a análise da sua colonização anterior, a colonização estabelecida pela medicina oficial. Neste estudo, a colonização da medicina alternativa não é analisada do ponto de vista dos valores. É discutida como uma parte do processo de desenvolvimento, ou seja, como a parte do processo que evoluiu de acordo com as condições socioeconómicas relevantes. É por isso que, como ponto de partida, em vez de uma definição política, foi adoptada a definição cultural de colonização: a colonização é o domínio de pessoas/instituições pertencentes a outra cultura. (1)

Assim, a colonização baseia-se em dois elementos fundamentais:

- Refutação: na cultura dominante, todos os valores de uma cultura colonizada são negados,
- Infiltração repressiva: um sistema de valores, de lógica e de filosofia de uma cultura dominante é imposto a uma cultura colonizada.

Nos países da civilização atlântica, a medicina oficial assumiu o papel e o poder de um colonizador, adquirindo o monopólio da doença, incluindo o sofrimento humano definido de forma muito restrita. Esse monopólio não foi adquirido *per virtutem,* ou seja, devido a melhores resultados de tratamento em comparação com outros métodos de cura. (Existem muitos dados que indicam as vantagens do tratamento por métodos alternativos, nomeadamente pela homeopatia, mesmo antes de a medicina oficial ter assumido o monopólio). (2) Foi adquirida *per Servitudinem*. Nomeadamente, na altura em que a medicina oficial começou a sua expansão, convinha muito bem à classe dominante, a classe dos capitalistas industriais que decidiram apoiá-la legal e financeiramente. (3)

Quais os activos que trouxeram vantagens para a medicina oficial?

Em primeiro lugar, tratava-se de um método de trabalho, muito semelhante à produção industrial, com um hospital análogo a uma fábrica e os doentes como matéria-prima que, no final de uma linha de produção, é descarregada como produto acabado (funcional e pronto a ser utilizado) ou como resíduo (não funcional ou inutilizável).

A segunda vantagem era a atitude específica da medicina oficial, a atitude que a tornava aberta apenas às causas externas das doenças. Nomeadamente, a medicina oficial não tinha em conta as condições de vida das pessoas que pediam ajuda médica. Como principais culpados eram proclamados os microrganismos, definidos quase como entidades vindas de outro mundo.

A terceira vantagem que trouxe a posição privilegiada à medicina oficial foram a sua lógica e tecnologia. Ambas interiorizavam, não apenas num contexto médico, o padrão psicossocial de manipulação e controlo.

Nesta primeira fase, a fase de obtenção e manutenção do monopólio, a medicina oficial negou qualquer eficácia à medicina alternativa. Em conformidade com isso, proibiu também a prática da medicina alternativa.

Por outro lado, os praticantes de medicina alternativa estavam a tentar ultrapassar esta negação, sobretudo tentando expor e discutir os resultados do seu trabalho.

O equilíbrio de poderes levou ao desenvolvimento e à aplicação dos três métodos de repressão conhecidos: criminalização, marginalização e medicalização.
No entanto, durante os anos setenta do século passado, verificaram-se mudanças globais nas condições socioeconómicas.
Num primeiro momento, no seio das sociedades da civilização atlântica, após a revolta estudantil generalizada do final dos anos sessenta, surgiu um interesse substancial tanto pela tematização do capitalismo industrial como pela abertura a outras culturas, nomeadamente as do Extremo Oriente.
O segundo facto importante foi a significativa emancipação política dos países do Terceiro Mundo e o reforço do seu papel nas instituições internacionais.
Consequentemente, o primeiro e o segundo grupos de mudanças socioeconómicas conduziram à declaração de Alma Ata "Saúde para todos", na qual a Organização Mundial de Saúde, em 1978, recomendou aos Estados-Membros que incluíssem nos seus sistemas de saúde os profissionais tradicionais, ou seja, os praticantes de medicina alternativa. (4)
O resultado global foi o aumento do interesse por tratamentos alternativos.
O que é que a medicina oficial fez nas novas circunstâncias?
A refutação da medicina alternativa manteve-se, mas a ela juntou-se a infiltração repressiva.
A infiltração repressiva foi imposta através das três diretivas de controlo:

- Só há um remédio
- A medicina alternativa não pode ser praticada sem um conhecimento institucionalmente verificado da medicina oficial
- A eficácia da medicina alternativa tem de ser comprovada pela metodologia da medicina oficial.

A primeira diretiva, "Existe apenas um medicamento", abriu a entrada de métodos alternativos de tratamento no espaço de um medicamento, mas todas as posições de poder nesse espaço foram ocupadas por representantes da medicina oficial, e tanto o sistema de valores como o comportamento foram pré-organizados de acordo com os seus interesses e lógica.
A segunda diretiva, ao impor que a medicina alternativa só pode ser praticada por profissionais da medicina oficial, está a garantir a infiltração e o controlo repressivos diretos através de profissionais que são controlados durante a sua formação e prática médicas e, consequentemente, doutrinados.
A terceira diretiva, que impõe a aplicação da metodologia oficial de investigação médica, coloca a medicina alternativa no leito de Procusto, com mutilações inevitáveis, porque a sua natureza idiográfica é forçada a um procedimento nomotético. (5)
O resultado global desta infiltração repressiva é uma tolerância repressiva específica (6). Nomeadamente, a medicina alternativa foi autorizada a "entrar" na chamada Medicina Única, mas só depois de a medicina oficial ter "entrado" profundamente nela:

- A propósito dos médicos que começaram a praticar medicina alternativa
- A propósito da terminologia oficial
- Utilizando a nomenclatura oficial de diagnóstico médico
- Aplicando o código médico oficial: o doente como objeto de manipulação.

Deste modo, em vez de uma medicina alternativa autêntica, passámos a ter uma medicina híbrida, ou seja, uma "medicina alternativa geneticamente modificada"

No entanto, as condições socioeconómicas continuaram a mudar muito mais rapidamente do que antes. Assim, no final dos anos noventa, a relação entre a medicina oficial e a medicina alternativa entrou num novo contexto.

O fator determinante desse novo contexto foi a crescente dependência da medicina oficial em relação às empresas farmacêuticas. Essa dependência conduziu, diretamente, ao aumento da incidência de doenças iatrogénicas e foi o fator chave do processo de desprofissionalização. Nomeadamente, devido aos membros corrompidos da elite da medicina oficial, os interesses das empresas farmacêuticas estavam a influenciar significativamente a formulação dos "princípios de boas práticas" que, por sua vez, privavam os profissionais da medicina oficial tanto da independência como da responsabilidade, prerrogativas básicas de cada profissão, incluindo a médica. (7)

A posição da medicina alternativa também se alterou. Três factores desempenharam um papel importante:

- Institucionalização da medicina alternativa que levou à profissionalização e ao desenvolvimento de um ensino independente do sistema educativo da medicina oficial.
- Resultados satisfatórios do tratamento por vários métodos de medicina alternativa.
- O facto de o primeiro grande grupo social que recorreu a métodos alternativos de tratamento foi influente. Tratava-se, nomeadamente, de pessoas de meia-idade, com um nível de educação elevado e um estatuto económico superior à média. (8)

O contexto geral também foi importante, com o avanço dos valores pós-modernos, como os direitos humanos (incluindo os direitos dos doentes), e especialmente o conceito de pluralismo, promovendo o pluralismo médico, analogamente ao pluralismo político, cultural e religioso.

Estas novas condições socioeconómicas, após um longo período de tempo, permitiram a mudança da relação entre a medicina oficial e a medicina alternativa. Nomeadamente, permitiram a superação da repressão e do controlo da medicina oficial e uma posição muito mais forte da medicina alternativa.

No entanto, a superação da posição subordinada da medicina alternativa não seria possível sem um empenhamento aberto e persistente da medicina alternativa, ou seja, dos seus praticantes, na descolonização. Esse empenhamento na descolonização deve ter duas vertentes: a profissional e a pessoal.

A descolonização profissional deve começar por lidar com três diretivas de controlo da infiltração repressiva: "Só há uma medicina", "A medicina alternativa não pode ser praticada sem o conhecimento institucionalmente verificado da medicina oficial" e "A eficácia da medicina alternativa tem de ser comprovada pela metodologia da medicina oficial".

A superação da primeira diretiva pode ser a mais simples. Nomeadamente, nas sociedades desenvolvidas, a mente totalitária recuou perante a ideia de pluralismo. Além disso, há indícios claros de que a diretiva "Só há um medicamento" está a forçar a fusão de dois sistemas terapêuticos completamente diferentes:

- A medicina oficial, que é o sistema da modernidade, e a medicina alternativa, que é o sistema da pós-modernidade
- A medicina oficial, que se baseia no paradigma cartesiano, e a medicina alternativa, que se baseia no paradigma holográfico
- A medicina oficial, cuja orientação de base é o controlo, pelo que trata o ser humano como um sistema fechado cujas (re)acções são previsíveis, e a medicina alternativa, cuja orientação de base é o apoio, pelo que trata o ser humano como um sistema aberto cujas reacções são imprevisíveis.

A superação da segunda diretiva, que se baseia na presunção de uma posição superior da medicina oficial e no princípio dos chamados níveis de competência, é um pouco mais complexa. No entanto, se aceitarmos o princípio do pluralismo, ou seja, a posição de que a medicina oficial e a medicina alternativa não têm semelhanças intrínsecas, então a conclusão lógica é que os níveis de competência que são válidos na medicina oficial não podem ser válidos na medicina alternativa. A conclusão seguinte seria que a competência no âmbito da medicina alternativa se baseia no conhecimento da especialização específica em medicina alternativa e na aceitação da sua lógica, filosofia e sistema de valores. Uma condição adicional é a superação de um narcisismo médico generalizado que é a base de uma profunda convicção de muitos médicos de que o conhecimento da medicina oficial lhes está a dar uma vantagem especial na prática de métodos alternativos de tratamento. De facto, isto é um erro grave porque a forte doutrinação da história médica oficial torna os médicos menos acessíveis à medicina alternativa. Eles precisam de mais tempo, mais trabalho e mais transformação pessoal para se abrirem à história alternativa.

No que se refere à terceira diretiva, é necessário voltar ao princípio do pluralismo. Desta vez, estamos a tratar do pluralismo científico. Nomeadamente, o método científico utilizado para provar a eficácia do tratamento médico oficial não pode demonstrar de forma válida a eficácia dos tratamentos alternativos. A questão é que o método utilizado para o controlo dos resultados da medicina oficial pertence à ciência da experiência sensorial. Trata-se de uma ciência monológica em que o investigador não comunica com o objeto de investigação. Limita-se a observar e a registar os resultados. O método de verificação dos resultados de um tratamento médico alternativo, no entanto, pertence à ciência da experiência mental. A abordagem de um investigador é dialógica, ele estabelece um espaço intersubjetivo com o objeto de investigação e o elemento-chave é a interpretação.

É claro que o papel da descolonização pessoal é inestimável. A descolonização pessoal está intimamente ligada ao desenvolvimento pessoal e, como tal, é da responsabilidade de cada praticante de medicina alternativa. No entanto, ela é do domínio das organizações profissionais. A descolonização pessoal é a *condição sine qua non.* Sem ela, a medicina alternativa fica presa na posição de menor, e a medicina oficial continua a exercer o seu controlo como um tutor opressivo.

É por isso que, para nós, a questão fundamental é: "Estamos prontos para enfrentar a descolonização?"

Esta pergunta, no entanto, pode ser demasiado otimista, pelo que a pergunta mais realista seria: "Será que nos queremos envolver na descolonização, especialmente na pessoal?"

Referências

1. Ferro M., Colonization: a global history, Psychology Press, 1997, Nova Iorque.

2. Blackie M., The patient, not the cure: the challenge of homeopathy, Unwin, Londres, 1981.

3. Brown R. E., Rockefeller medicine men, University of California Press, Berkeley, Los Angeles, Londres, 1979.

4. Declaração de Alma-Ata , http://www.who.int/hpr/NPH/docs/declaration_alm

5. Stambolovic V., Alternativne medicinske terapije in nadzorovan klinicni poskus, Skaleras, 1991, 2: 1525.

6. Markuse H., Repressive tolerance, u WolfP. R., Moore B. jr., Markuse H., (edts.) A critique of pure tolerance, BeaconPress, 1969, Boston.

7. Gajski L., Lijekovi ili prica o obmani, Zagreb, Pergamena, 2009.

8. Astin J., Why PatientsUse Alternative Medicine? An Empirical Study, Journal of the American MedicalAssociation, 1998. 279: 1548-1553.

Política de saúde nas prisões

A política de saúde nas prisões deve basear-se em dois princípios: o princípio holístico e o princípio dos direitos humanos.

O princípio holístico significa que a política de saúde nas prisões deve tratar a população prisional no seu conjunto, ou seja, deve abranger tanto os reclusos como o pessoal prisional. A situação específica dos reclusos é tal que exige atenção. No entanto, a posição do pessoal penitenciário também deve ser considerada. A questão é que o ambiente prisional é stressante também para o pessoal e que o seu contexto de vida está tipicamente a acrescentar uma carga de stress induzida ao seu trabalho. Além disso, a saúde dos reclusos e a saúde do pessoal prisional estão interligadas. Nomeadamente, devido ao significativo desequilíbrio de poder, muito frequentemente, tanto a má saúde como o mau humor dos membros do pessoal podem ter efeitos nocivos na saúde dos reclusos (1).

A política de saúde nas prisões deve também estar em conformidade com as normas internacionais relativas aos direitos humanos dos reclusos. Entre estes, há três documentos que se revestem de especial importância:

- Orientações do Comité Europeu para a Prevenção da Tortura e das Penas ou Tratamentos Desumanos ou Degradantes (2);
- Regras Mínimas das Nações Unidas para o Tratamento de Reclusos (3);
- Recomendação do Conselho da Europa relativa aos aspectos éticos e organizacionais dos cuidados de saúde nas prisões (4).

Naturalmente, existem orientações profissionais que também são de grande importância.

A primeira diretriz profissional é o "The Health in Prison Project", iniciado em 1966 pela Organização Mundial de Saúde (5). No âmbito deste projeto, foram elaborados vários guias de boas práticas. Estes incluem: "Mental Health Promotion in Prisons", "Status Paper on Prisons, Drugs and Harm Reduction", "Status Paper on Prisons and Tuberculosis", "Public Health Consequences of Imprisonment", "Promoting the Health of Young People in Custody", "HIV in Prisons", etc. (6).

A breve agenda de saúde prisional pode ser encontrada na "Declaração sobre a saúde prisional como parte da saúde pública", também conhecida como "Declaração de Moscovo" (7).

É de salientar que, em meio prisional, prevalecem três grupos de entidades nosológicas: a toxicodependência (8), os problemas de saúde mental (9) e as doenças infecciosas (nomeadamente a tuberculose (10), a SIDA (11,12) e a hepatite (13)).

É igualmente importante recordar que os muros da prisão não são estanques. Existe um intercâmbio social contínuo entre a prisão e o "mundo exterior". Este intercâmbio está a tornar possível a penetração da patologia prisional dominante na população que vive no exterior e vice-versa, o que significa que a política de saúde na prisão é parte integrante dos cuidados de saúde da população em geral (14).

A. Becos sem saída típicos

O contexto prisional (como outros contextos) está sob a influência de vários interesses. Estes interesses estão a produzir abordagens específicas que podem enquadrar a política de saúde nas prisões de uma forma que prejudica os cuidados de saúde necessários. Duas abordagens bastante frequentes são exemplos típicos.

1. Na primeira abordagem, os cuidados de saúde não são a questão principal. Esta abordagem baseia-se na relação de poder, consubstanciada no princípio da punição. Como tal, esta abordagem é típica dos países em que os cuidados de saúde nas prisões estão sob o controlo dos ministérios da polícia ou da justiça. Neste contexto, cada recluso que solicita cuidados médicos é, antes de mais, o recluso e não o doente (15). A atitude dominante do pessoal (e também do pessoal médico) é que os reclusos estão na prisão por causa do castigo e não por causa dos cuidados de saúde. É por isso que o princípio do controlo é sempre mais importante do que o princípio dos direitos humanos, os direitos de uma pessoa com problemas de saúde. Esse princípio está a bloquear o acesso aos cuidados de saúde nas prisões e serve, de facto, como um castigo adicional. Desta forma, muitas vezes (e no caso da "nova penologia" sistematicamente)[1] , (16), os cuidados de saúde são diretamente incluídos no sistema de controlo dos reclusos. O que acontece é que mesmo as intervenções médicas necessárias são atrasadas e por vezes negadas (17).

2. A segunda forma típica de planeamento que compromete a otimização dos cuidados de saúde nas prisões é a abordagem tecnicista. A abordagem tecnicista tem origem em dois interesses técnicos opostos.

a) Sob a influência do primeiro interesse técnico (o interesse dos profissionais médicos agarrados ao conceito de biomedicina), o foco central é colocado na doença (18). É por isso que a tónica principal é colocada na eficácia e nos critérios profissionais rigorosos, tanto no que diz respeito ao diagnóstico como ao tratamento. Esta é a atitude biomédica clássica em que os profissionais médicos respondem às queixas dos reclusos doentes. Esta abordagem conduz, de facto, ao alívio e, por vezes, ao tratamento bem-sucedido de muitos problemas de saúde, mas tem uma falha importante (especialmente no contexto prisional!) - é parcial. Nomeadamente, no âmbito desta abordagem, os profissionais médicos estão apenas a reagir às exigências dos reclusos, negligenciando completamente a produção permanente e maciça de sofrimento e doença nas condições prisionais.

b) No âmbito do segundo interesse técnico (o interesse ligado à burocracia médica preventiva), o foco central é colocado nos factores de risco. De acordo com o argumento básico desta abordagem, os reclusos pertencem maioritariamente a grupos sociais marginalizados, pelo que chegam à prisão com estilos de vida de risco estabelecidos (19). É por isso que a prisão é vista como o ambiente corretivo ideal, que oferece excelentes possibilidades de controlo e supervisão, bem como as possibilidades de intervenção orientada

[1] A nova penologia é um movimento e uma teoria em que a ênfase principal é colocada no controlo dos reclusos. Neste caso, recorre-se mesmo a castigos e, por vezes, a ferimentos intencionais dos reclusos para conseguir a sua total obediência.

dos cuidados de saúde primários de uma forma que não é possível em circunstâncias fora dos muros da prisão (20).

A intervenção de saúde, dessa forma, torna-se um tipo específico de engenharia social em que os profissionais médicos estão de um lado, no papel de manipuladores comportamentais, e os reclusos, como pacientes, estão do outro lado, como objeto da manipulação especializada. Esta abordagem é elogiada com o argumento de que, desta forma, é possível fazer o máximo uso dos esforços destinados a melhorar a saúde dos reclusos, ao mesmo tempo que os efeitos indesejados são mantidos no mínimo (21).

O problema com esta abordagem é o seu carácter positivista, o que indica a sua superficialidade. Nomeadamente, o enfoque nos factores de risco está a interromper as ligações entre a vida e o sofrimento humano. A questão é que os factores de risco são normalmente definidos como entidades separadas, que apareceram do nada, como a expressão de um voluntarismo pessoal. Quase ninguém se preocupa em perguntar porque é que uma determinada pessoa escolheu um determinado estilo de vida, ninguém se preocupa em perguntar que motivos ou interesses formaram a vida dessa pessoa e determinaram as suas escolhas alegadamente pessoais (22). E esses motivos e interesses são muito reais e tendem a influenciar fortemente as suas opções de vida. A vida na prisão, como fonte de stress crónico, é um exemplo típico (23). O recluso médio anseia por algo que possa aliviar a sua ansiedade. Ele anseia por algo que possa ajudar o seu problema de estruturação do tempo. Anseia por algo que o faça sentir-se mais forte, mais corajoso e mais resistente. Ele anseia por algo que possa mudar a rotina, que possa proporcionar uma fuga da realidade. Ele anseia por algo que possa proporcionar um sentimento de segurança, sobretudo por pertencer a uma pequena comunidade. Se pelo menos algumas destas coisas, mesmo que por pouco tempo, puderem ser proporcionadas (e muitas vezes podem!) por drogas ou cigarros, por sexo inseguro ou automutilação, por comportamento rebelde ou antissocial, então os reclusos, através de reflexão pessoal, não as classificarão entre as "coisas" de que devem ser privados. Apesar dos conselhos e explicações dos médicos, eles geralmente conceptualizam os procedimentos médicos dirigidos contra o seu modo de vida como:

- Uma tentativa de os privar de um dos raros prazeres (num ambiente prisional privado de estimulantes);
- Uma tentativa de os privar de expressões pessoais raras sobre as quais têm controlo;
- Uma tentativa de abolir alguns dos factores importantes que fazem parte da sua estratégia de sobrevivência.

A consequência é que os promotores de programas contra os factores de risco estão a ser transformados - de salvadores em perseguidores.

B. Prioridades

Para evitar becos sem saída, ou seja, para evitar a armadilha dos interesses étnicos, qualquer planeamento, especialmente o planeamento da política de saúde prisional, tem de se basear no estabelecimento de prioridades.

De acordo com isto, quatro grupos de prioridades devem ser tidos em conta no planeamento da política de saúde nas prisões. São eles:

- prioridade profissional (que se baseia nos melhores conhecimentos e estimativas dos profissionais médicos);
- prioridade contextual (que se baseia na conexão de significados do todo e da parte que é o foco do planeamento);
- prioridade ao desenvolvimento (o que significa que a política escolhida deve estar de acordo com as necessidades de desenvolvimento, ou seja, não deve promover a estagnação ou conduzir à regressão);
- prioridade económica (o que significa a aplicação do princípio da sustentabilidade).

1. Prioridade profissional

A primeira prioridade profissional no planeamento da política de saúde nas prisões é a prevenção primordial. A prevenção primordial é um compromisso social de saúde que se ocupa de uma população específica ou de grupos específicos. Na lista de prioridades, é superior à prevenção primária porque evita a própria penetração de factores de risco no ambiente psico-social específico (24). Ao planear a política de saúde nas prisões, a prevenção primária deve ser introduzida para evitar o enraizamento de factores de risco entre os reclusos. Um elemento-chave da prevenção é a alteração das condições psico-sociais e ambientais que geram factores de risco típicos do contexto prisional (25). É por isso que a prevenção primordial é a forma de lidar com a vulnerabilidade da população prisional. Ao mesmo tempo, a prevenção primordial está a influenciar a desigualdade da distribuição dos factores protectores da saúde. Também influencia a distribuição da exposição a factores nocivos típicos de um ambiente prisional. A prevenção primordial é também importante para a saúde do pessoal prisional e pode estar relacionada com várias condições da sua vida e trabalho.

2. Prioridade contextual

O planeamento bem-sucedido de uma política de saúde prisional exige uma consideração cuidadosa dos contextos dominantes, especialmente os valores e significados dominantes, bem como as tendências da dinâmica social prisional. Nomeadamente, os valores e significados, bem como a dinâmica social, devem determinar a política de saúde a nível micro e macro. É por isso que, ao planear a política de saúde nas prisões, devem ser considerados dois tipos de significados e valores:

- os valores e significados dominantes na atualidade;
- os valores e os significados que devem ser estimulados de acordo com as tendências óptimas de desenvolvimento da dinâmica social (26).

Prestar atenção ao contexto é especialmente importante em ambientes que são, como as prisões, conhecidos como instituições totais, porque nas instituições totais a saúde está longe de ser a questão prioritária (27). Ou seja, sem ter em conta o contexto, com ênfase nos significados dominantes e na dinâmica social básica, a política de saúde não pode ser desenvolvida de forma óptima.

3. Prioridade de desenvolvimento

Não há política de saúde bem sucedida sem promoção do desenvolvimento. Nomeadamente, todos os sistemas vivos (tanto os indivíduos como os grupos sociais por eles formados) são estruturas dissipativas (28). O desenvolvimento é, portanto, o principal pré-requisito da saúde. O desenvolvimento é, de facto, uma sucessão contínua de transições. Cada fase de transição tem dois segmentos: o estático e o dinâmico. O segmento estático é responsável pelo aumento da complexidade do sistema em desenvolvimento. O segmento dinâmico tem três etapas: diferenciação (que significa a compreensão consciente de que o atual nível de desenvolvimento já não é satisfatório e que é necessário algum tipo de mudança), identificação (que significa a compreensão consciente de que o novo nível de desenvolvimento é o que é satisfatório) e a integração (que significa que o sistema em desenvolvimento alcançou a "peça" com a sua intencionalidade, comportamento, valores e estruturas anteriores), (29). Sem desenvolvimento, ou seja, sem o aumento constante da complexidade como seu pré-requisito, a estagnação e a regressão evoluem como sinais diretos de degradação, degeneração e doença. A política de saúde, por conseguinte, tem de estar em função de todas as fases de transição, a nível macro e micro. Caso contrário, estaria em contradição com o seu objetivo proclamado.

4. Prioridade económica

A medicina é uma atividade tipicamente extensiva, tanto em termos de âmbito como de custos. É por isso que a principal prioridade da política de saúde tem de ser a introdução do princípio da sustentabilidade.

Na política de saúde, o princípio da sustentabilidade está a ser introduzido a três níveis:

- nível das tecnologias médicas com base no desenvolvimento sustentável (30);
- nível de gestão baseado na produtividade dos recursos e não no aumento da produtividade do trabalho (31);
- nível de avaliação que deve seguir-se - a) a manutenção dos benefícios de saúde alcançados; b) a institucionalização das mudanças introduzidas;

c) A capacidade da comunidade para se empenhar na melhoria da saúde (32).

Sem estes princípios, na maioria das vezes, haveria uma tendência para estabelecer uma espécie de equilíbrio forçado entre os activos e os passivos dos cuidados de saúde prisionais, em detrimento da saúde tanto do pessoal prisional como dos reclusos (33).

C. O estudo de caso da Sérvia

O planeamento da política de saúde começa com a análise das condições existentes. Naturalmente, a análise é também influenciada por vários interesses. É por isso que deve basear-se em princípios e prioridades fundamentais, ou seja, o holismo e os direitos humanos, bem como o profissionalismo, o contexto, o desenvolvimento e a sustentabilidade.

Abordagem profissional

A prevenção primordial (como pré-requisito da abordagem profissional da saúde prisional) requer, em primeiro lugar, a análise do meio prisional. Nomeadamente, o meio prisional está por si só a induzir um stress crónico tanto nos reclusos como no pessoal prisional (34). O nível dos efeitos do stress aumenta em ambas as populações se a ordem e a segurança dos reclusos não forem asseguradas e isto manifesta-se por uma série de factores de risco (35,36, e 37).

a) Num estudo sobre as prisões na Sérvia (2004-2005), após a realização de entrevistas a 701 reclusos em 29 prisões, foi determinado que um número significativo de reclusos entrevistados referiu que:

- as regras da prisão não são aplicadas a todos os reclusos da mesma forma;
- os membros do pessoal prisional não respeitam as regras da prisão;
- os membros do pessoal prisional estão corrompidos;
- o comportamento exemplar dos reclusos não é estimulado;
- os reclusos estão a maltratar outros reclusos e que o pessoal prisional não está a reagir adequadamente;
- não há justiça na vida quotidiana das prisões (1).

Tudo isto indica que as prisões observadas no estudo não eram instituições no seu sentido pleno, ou seja, que o ambiente das prisões observadas estava a criar o sentimento de insegurança e de injustiça entre os reclusos e o sentimento de insegurança entre os membros do pessoal prisional.

O mesmo estudo revelou que a segurança pessoal dos reclusos é violada adicionalmente pelo medo do pessoal prisional e pelo medo de outros reclusos, por ameaças e violência exercidas tanto pelo pessoal como por outros reclusos, pela violação permanente da dignidade humana, bem como pela humilhação direta dos reclusos. Verificou-se também que as estratégias básicas de sobrevivência dos reclusos eram o uso da força física e vários tipos de práticas corruptas (1).

b) Para além de entrevistar os reclusos, durante o mesmo estudo, foram também entrevistados 615 membros do pessoal prisional. Os resultados indicaram que a saúde do pessoal prisional, segundo as suas próprias estimativas, não era satisfatória. Além disso, 90% dos entrevistados declararam que viviam sob stress. Assim, 56% dos membros do pessoal entrevistados fumavam, 54% bebiam várias bebidas alcoólicas, 12% tomavam regularmente sedativos, 4% outros psicoestimulantes e 85% tinham uma dieta rica em colesterol. Mais de metade dos membros do pessoal entrevistados (52%) referiram que não dispunham de um espaço de trabalho adequado. A grande maioria (89%) do pessoal prisional também respondeu que, no último ano, não recebeu qualquer informação sobre estilos de vida saudáveis. Os membros do pessoal prisional também mostraram negligência em relação à melhoria da sua saúde. Justificaram a sua atitude passiva com a falta de tempo e energia (60%), (1).

Contexto

O estudo das prisões na Sérvia também indicou um elevado nível de violência, bem como um elevado nível de vários tipos de manipulação e exploração (1). Nomeadamente, mais de 51% dos reclusos entrevistados referiram que outros reclusos violam a sua dignidade pessoal; 54% referiram que a sua dignidade pessoal é violada por membros do pessoal prisional. De acordo com os reclusos entrevistados, a melhor estratégia de proteção no ambiente prisional é o uso da força física. A força física foi referida como particularmente importante no caso de uma prisão de longa duração (mais de 1 ano). Neste caso, considerou-se que a força física proporcionava um nível de proteção igual ao do cumprimento das regras da prisão (42% de força física e 42% de regras da prisão). No entanto, no chamado regime prisional rigoroso, a força física é considerada uma estratégia de proteção mais importante do que o cumprimento das regras da prisão (45% de força física e 39% de regras da prisão) (1). Estes resultados levam a concluir que, no ambiente prisional observado, houve uma constante produção e afirmação de um nível egocêntrico e violento de existência psicossocial (26). Esse é o nível em que se vive:

- de dia para dia;
- com um intenso sentimento de insegurança;
- nas condições da lei da selva;
- no meio de violências arbitrárias e mal controladas de todos os tipos.

Isto significa que o contexto produzido pela prisão é o contexto da insegurança, da humilhação e da dor constante, e que esse tipo de contexto está a criar o stress crónico. Dentro desse contexto, é lógico que os reclusos, ansiando por descanso e alívio, tentem constantemente encontrar uma saída, independentemente do mal que isso lhes possa trazer num futuro próximo ou distante.

Também é lógico que, neste contexto, os reclusos sejam propensos a comportamentos violentos nas relações com os membros do pessoal prisional. E isso explica o elevado nível de stress entre eles.

É igualmente importante ter em conta que o contexto prisional não está separado dos contextos que dominam fora dos muros da prisão. No caso da Sérvia, o contexto geral dominante era idêntico ao das prisões (38).

Desenvolvimento

O desenvolvimento é o elemento chave da saúde. Por isso, o desenvolvimento deve ser estimulado em todos os segmentos sociais, tanto no nível micro quanto no macro. O desenvolvimento torna-se especialmente importante no terceiro nível da existência psicossocial, porque a esse nível, a prisão, como instituição, adquire uma importância adicional. Nomeadamente, o terceiro nível da existência psicossocial (que é o nível do egocentrismo, da violência e da manipulação) deve entrar numa transição para o quarto nível da existência psicossocial (que é o nível da ordem e da justiça). Essa transição não seria possível sem a instituição da pena, que também deve ser baseada nos princípios da ordem e da justiça. O contexto prisional que produz insegurança, humilhação e dor entre os reclusos está a produzir estagnação e regressão, e não desenvolvimento. Como resultado desta situação, o castigo torna-se arbitrário, o que significa que o desenvolvimento para uma existência psicossocial baseada na ordem e na justiça é gravemente prejudicado. Isto também resulta no facto de a saúde (tanto dos reclusos como do pessoal prisional, na prisão e no ambiente exterior) ser constantemente prejudicada. Assim, o trabalho cuidadoso sobre o aumento da complexidade da vida na prisão e, em seguida, o trabalho sobre o desenvolvimento gradual das fases do segmento dinâmico de transição são de extrema importância para qualquer política de saúde prisional concebida profissionalmente.

Os relatos dos membros do pessoal entrevistados (elevado nível de stress, práticas compensatórias, atitude passiva em relação à saúde pessoal) mostram que também eles estão bloqueados e que precisam de mudar em termos de desenvolvimento, a fim de conseguirem uma melhor saúde.

Sustentabilidade

De acordo com o estudo efectuado nas prisões da Sérvia, existe uma desproporção significativa entre as necessidades de saúde dos reclusos e a capacidade "manifesta" do sistema de saúde prisional. Esta desproporção foi gerida através de uma combinação específica de medidas:

- baixa prioridade dos cuidados de saúde primários,
- distribuição restrita de medicamentos, e
- Acesso limitado aos serviços de saúde.

Nomeadamente, apenas 13% dos reclusos referiram ter visto alguns folhetos com informações de promoção da saúde enquanto estiveram na prisão. Além disso, 65% dos reclusos queixavam-se de que as suas famílias tinham de lhes fornecer os medicamentos receitados pelo médico da prisão. Um terço de todos os reclusos em regime de internamento e 50% dos reclusos em regime de internamento de longa duração queixavam-se de ter dificuldade em contactar o médico da prisão em caso de necessidade (1).

Desta forma, o sistema de saúde prisional estava a manter uma "sustentabilidade" específica, que era prejudicial para a saúde dos reclusos.

D. Sugestões

1. Prevenção primordial

A prevenção primordial deve ser a primeira prioridade da política de saúde nas prisões. Num contexto prisional típico, a prevenção primordial significaria um empenhamento dedicado ao estabelecimento da prisão como uma instituição. Isto significa a existência de um código penitenciário rigoroso e uma aplicação rigorosa desse código. Uma prisão típica deve progredir do nível egocêntrico da existência psicossocial para o nível caracterizado pela ordem e justiça, pelo que o Código Prisional deve basear-se nos três elementos:

- os direitos humanos dos reclusos, tendo em conta que a punição adicional não deve ser acrescentada à punição imposta pelo tribunal;
- os direitos humanos das pessoas que sofreram ou tiveram danos devido aos actos pelos quais os reclusos foram condenados;
- os direitos da comunidade institucionalizada que é responsável pela punição dos seus membros que não respeitam as leis democraticamente aprovadas e que, por esse desrespeito, estão a impedir o desenvolvimento de uma comunidade.

2. O significado

A segunda prioridade da política de saúde nas prisões deve incidir sobre os significados. Nomeadamente, deve impor o significado de que a prisão é a instituição ao serviço do desenvolvimento da comunidade. A prisão pode exercer essa tarefa se proporcionar um contexto e condições em que os reclusos cumpram a sua pena de acordo com regras claramente definidas e rigorosamente impostas, sem excepções. Este é um importante fator de prevenção primordial dentro da prisão. No entanto, este é também um fator importante da prevenção primordial na prisão.
prevenção primordial na comunidade alargada. Nomeadamente, o princípio da punição justa é o elemento incontornável na transição psicossocial do nível psicossocial dominado pelo princípio da força para o nível psicossocial dominado pelo princípio da ordem e da justiça. A força que viola as leis e os regulamentos aceites deve ser institucionalmente punida. Sem esse castigo não há transição e sem transição não há promoção da saúde.

3. Desenvolvimento

A terceira prioridade da política de saúde nas prisões é a facilitação do desenvolvimento. Nas prisões, o desenvolvimento da política de saúde tem dois aspectos importantes. O primeiro é a estimulação da orientação sociocêntrica tanto dos reclusos como do pessoal prisional. A orientação sociocêntrica é caracterizada por:

- atitudes morais convencionais, ou seja, atitudes que necessitam da aprovação dos outros (39);
- o nível de desenvolvimento em que a necessidade de pertença se sobrepõe à necessidade de segurança (40);
- a posição em que o sentido próprio conformista substitui o sentido próprio impulsivo, dominado pela vontade de autodefesa (41).

A orientação sociocêntrica é importante como posição básica do nível de existência psicossocial caracterizado pela ordem e pela justiça.

O segundo aspeto que deve ser escolhido como prioridade de desenvolvimento é lidar com a energia reprimida dos reclusos. Nomeadamente, devem ser criadas condições estruturais para assegurar que esta energia se exteriorize de forma construtiva.

4. Sustentabilidade

O custo médio anual do encarceramento de um recluso numa prisão de segurança em 2003-4 foi de cerca de 28 000 dólares por recluso estatal nos Estados Unidos, 45 000 dólares na Austrália e 53 000 dólares no Reino Unido. (Os custos anuais com os cuidados de saúde dos reclusos nos Estados Unidos representavam em média 12% dos custos totais, cerca de 3 350 dólares) (42). Com o aumento das taxas de encarceramento, as maiores necessidades de cuidados de saúde entre os reclusos e os orçamentos limitados, os cuidados de saúde nas prisões estão a tornar-se mais difíceis de financiar adequadamente. Por conseguinte, a consecução da sustentabilidade torna-se uma questão importante para uma política de saúde prisional. Nos esforços para alcançar a sustentabilidade dos cuidados de saúde nas prisões, um trunfo importante poderia ser a implementação de cuidados de saúde integrados nas prisões. Por cuidados de saúde integrados entende-se a cooperação entre médicos e praticantes de medicina alternativa (43). O contributo fundamental para a sustentabilidade dos cuidados de saúde, tanto para os reclusos como para o pessoal, pode ser dado pelas terapias alternativas, que são eficazes, de baixo custo e não têm efeitos nocivos. Estes contributos das terapias alternativas foram confirmados em vários estudos (44, 45, 46).

E. Juntos

A abordagem sugerida para a política de saúde prisional pode parecer difícil de concretizar.

E é.

No entanto, os profissionais médicos decididos a adotar esta medida não estariam sozinhos. Durante o nosso estudo das prisões na Sérvia, descobrimos que havia bastantes profissões empregadas nas prisões, ou a trabalhar nas prisões, que estavam a trabalhar em direcções semelhantes. Reconhecemos que estes profissionais estavam a contribuir para o bem-estar dos reclusos, bem como para o bem-estar do pessoal prisional em três domínios: "TER", "SER" e "AMAR"" (46). No domínio do "TER", foram empenhados em melhorar o "hardware" da prisão, desde a melhoria da ventilação até à contratação do cozinheiro para cozinhar para os reclusos. No domínio do "SER", têm-se empenhado em proporcionar possibilidades de envolvimento significativo dos reclusos, quer em actividades criativas, quer em actividades educativas. No domínio do "AMAR", têm estado empenhados em estabelecer relações: entre a prisão e a comunidade, entre o pessoal especializado da prisão e as famílias dos reclusos, entre os reclusos e os membros do pessoal da prisão (1).

Existem registos de inúmeros outros compromissos semelhantes registados na literatura.

Então, porque é que não havemos de nos juntar?

Conclusão

Os cuidados de saúde nas prisões encontram-se, a nível mundial, em condições bastante precárias e negligenciadas. A aceitação global do princípio dos direitos humanos, incluindo o direito à saúde, tornou estas condições inaceitáveis. Nestas circunstâncias, houve uma tendência para aplicar soluções de "solução rápida". Até agora, duas dessas soluções pareciam mais atractivas. A primeira era o conceito biomédico de cuidados de saúde reduzido a uma transação muito simples: pedido de um doente - resposta de um médico. A outra era o confronto com os comportamentos de risco, incluindo a utilização de mecanismos prisionais de vigilância e controlo.

Ambas as abordagens, especialmente no contexto prisional, não são profissionalmente adequadas. Nomeadamente, não estão a confrontar as condições típicas do ambiente prisional que produzem o stress crónico e, através dele, vários problemas de saúde dos reclusos. O ponto de partida da política de saúde nas prisões deve ser a prevenção primordial. Esta é a resposta profissional às necessidades de saúde e aos direitos humanos dos reclusos. A política de saúde é um dos indicadores de que os direitos humanos e a saúde estão intimamente ligados.

Referências

1. Stambolovic V, Vukovic D, Marinkovic J, Terzic Z, Santric Milicevic M, Zatvori i zdravlje. Beograd, Institut za socijalnu medicinu Medioinskog fakulteta, 2005.
2. 3° Relatório Geral do Comité Europeu para a Prevenção da Tortura e das Penas ou Tratamentos Desumanos ou Degradantes, actividades relativas ao período de 1. janeiro a 31. dezembro de 1992. Disponível em: http://www.cpt.coe.int/en/annual/rep-03.htm
3. Nações Unidas. Standard Minimum Rules for the Treatment of Prisoners Disponível em: http:www.hrw.org/advocacy/prisons/un-smrs.htm (Acesso em: 3 de julho de 2007).
4. Conselho da Europa, Comité de Ministros. Recomendação n.° R (98) 7 relativa aos aspectos éticos e organizacionais dos cuidados de saúde na prisão (8 de abril de 1998). Disponível em: http://www1umn.edu/humanrts/instree/coerecr98-7.html
5. Autor. Projeto Saúde nas Prisões. Disponível em: http://www.hipp-europe.org/background/0020.htm
6. Autor. Projeto Saúde nas Prisões . Publicações. Disponível em : http://www.euro.who.int/prisons/publications/20050610 1
7. OMS Europa. Declaração sobre a saúde nas prisões como parte da saúde pública. Moscovo, 24 de outubro de 2003. Disponível em: (Acedido em: 8 de julho de 2007). http://www.euro.who.int/Document/HIPP/Moscow- declaration eng04.pdf
8. Stover H, Study On Assistance To Drug Users in Prisons, Observatório Europeu da Droga e da Toxicodependência, Lisboa, 2001. Disponível em: http://www.archido.de/eldok/docs en
9. Fazel S, Danesh J. Serious mental disorder in 23.000 prisoners: a systematic review of 62 surveys. The Lancet, 2002: 359(9306): 545-50.
10. Reyes H, Coninx R. Pitfalls of tuberculosis programmes in prisons (Armadilhas dos programas de tuberculose nas prisões). British Medical Journal, 1997; 315(7120):1447-50.
11. Burgermeister J. Three quarters of Russia's prisoners have serious diseases, British Medical Journal, 2003; 327(7423):1066.
12. Spaulding A, Stephenson B, Macalino G, Ruby W, Clarke J, Flanigan TP. Human Immunodeficiency Virus in Correctional Facilities: A Review. (Disponível em : http://www.idsociety.org/TemplateRedirect.cfm?template=/ContentManagement/ContentDisplay.cfm&ContentI 1) 7845
13. Allwright S, Bradley F, Long J, Barry J, Thornton L, Parry JV. Prevalência de anticorpos contra a hepatite B, a hepatite C e o VIH e factores de risco em reclusos irlandeses: Results of a national cross sectional survey. British Medical Journal, 2000;321(7253):78-82.
14. Marquarat JW, Merianos D. Thinking about the relationship between health dynamics in the free community and the prison. Crime & Delinquência, 1996; 42(3):331-61.
15. SquiresN. Promotinghealthinprisons. BritishMedicalJournal, 1996;313(7066):1161.
16. Shichor D. Three Strikes as a Public Policy: The Convergence of the New Penology and the McDonaldization of Punishment. Crime & Delinquency, 1997; 43(4): 470-92.
17. Weinberger L-E, Sreenivasan S. Ethical and Professional Conflicts in Correctional Psychology: ResearchandPractice. Londres, SAGE, 1994.
18. Caelleigh SA. Prisioneiros. Medicina Académica, 2000;75(10):999-1001.
19. Autor. Health in Prisons Project, Healthcare study of the Irish Prison Population (Projeto Saúde nas Prisões, Estudo dos Cuidados de Saúde da População Prisional Irlandesa). Disponível em: http://www.hipp-europe.org/resources/internal/irish-prisons/0040.htm .
20. Voelker R. New Initiatives Target Inmates' Health (Novas Iniciativas Visam a Saúde dos Reclusos). Journal of American Medical Association, 2004;291(13):1549-51.
21. Autor. Projeto Saúde nas Prisões - Porquê promover a saúde nas prisões? Disponível em: http://www.hipp-europe.org/background/0030
22. Stambolovic V, Prefácio. In: Stambolovic V, Sesic N, Silic R, Ğicic B, editores. Medicina Alternativa [Em sérvio]. Beograd, 1987:7-11.
23. Haney C, The Psychological Impact of Incarceration: Implications for Post-Prison Adjustment, 2001. Disponível em: http://aspe.hhs.gov/hsp/prison2homeo02/Haney.htm
24. Strasser T. Reflexões sobre as doenças cardiovasculares. Interdisciplinary Science Rewiew, 1978;3:225-30.
25. Grupo de estudo da OMS. Primary prevention of coronary hearth Disease. EURO Reports and Studies 98. Genebra, Organização Mundial de Saúde, 1985.
26. Beck DE, Cowan CC. Spiral Dynamics. Oxford, Blackwell Publishers, 2000.

27. Goffman E. Asylums Essays on the Social Situation of Mental Patients and Other Inmates (Ensaios sobre a situação social dos doentes mentais e outros reclusos). Harmondsworth, PenguinBooks, 1975.
28. Prigogine I, Stengers I. New Alliance - Metamorphosis of the Science [Em croata]. Zagreb, Globus, 1982.
29. Wilber K. Sexo, Ecologia, Espiritualidade. Boston & Londres, Shambhala, 1995.
30. Stambolovic V. Alternative Medicine [Em sérvio] - Approaches to Health Policy [Em sérvio]. Zdravstvena zastita, 1989;18(5):25-8.
31. Weizsacker E Von, Lovins A B, Lovins LH. Fator FourDoubling Wealth - Halving Resource Use. Londres, Earthscan Publications Ltd, 1997.
32. Shediac - Rizkallah MC, Bone LR. Planning for the sustainability of community-based health programs: concetual frameworks and future diretions for research, practice and policy. Health Education Research, 1998;13(1): 87-108.
33. Rosenthal M. Presription for Disaster: Commercializing Prison Health Care in South Carolina. Disponível em : http://www.soros.org/initiatives/iustice/articles publications/publications/gl prescription 2004041/Prescriptionf ordisaster.pdf
34. Haney C. The Psychological Impact of Incarceration (O Impacto Psicológico do Encarceramento): Implications for Post-Prison Adjustment, 2001. Disponível em: http://aspe.hhs.gov/hsp/prison2homeo02/Haney.htm
35. Westman M, Eden D, Shirom A. Job stress, cigarette smoking and cessation. Social Science & Medicine, 1985;20(6):637-44.
36. Piazza PV, Le Moal M. The role of stress in drug self-administration, Trends in Pharmacological Science, 1998;19(2):67-74.
37. Brady KT, Sonne SC. The Role of Stress in Alcohol Use, Alcoholism Treatment and Relapse (O Papel do Stress no Consumo de Álcool, Tratamento do Alcoolismo e Recaída). Alcohol Research and Health, 1999;23(4):263-71.
38. Stambolovic V. The Case of Serbia-Yugoslavia: An Analysis through Spiral Dynamics, Medicine, Conflict and Survival, 2002;18(1):59-70.
39. Kohlberg L. Essays on moral development, Vol 1. São Francisco, Harper, 1981.
40. Maslow A. Toward a psychology of being (Para uma psicologia do ser). Nova Iorque, Van Nostrand Reinhold, 1968.
41. Loevinger J. Ego development. São Francisco, Josey-Bass, 1977.
42. Awofeso N. Making prison health care more efficient. British Medical Journal, 2005; 331(7511):248-9.
43. Peters D, Woodjam A. Integrated Medicine. Londres/Nova Iorque, Dorling Kindersley, 2000.
44. Peters D, Chaitow L, Farris G, Morrison S. Integrating Complementary Therapies in Primary Care. Edimburgo, Londres, Nova Iorque, Churchil Livingstone, 2002.
45. Sarnat RL, Winterstein J. Resultados clínicos e de custos de um IPA de medicina integrativa. Journal of Manipulative and Physiological Therapeutics, 2004;27(5):336-47.
46. Montani M, Novak I, Miklic M. Impactos clínicos e económicos do tratamento homeopático da angina de peito. In: Quakity Collaboration for Healthier Individual [Em croata]. Zagreb, Sociedade Croata de Medicina Natural, Energética e Espiritual, 2001;37-46.
47. Allardt E. Experience from the Comparative Scandinavian Wellfare Study, with a Bibliography of the Project. EuropeanJournalofPoliticalResearch, 1981;9:101-11.

Espiritualidade vs. transição

A Sérvia é uma típica sociedade em transição. Isto significa que existe confusão em relação a muitos fenómenos sociais, culturais e estruturais.

Um dos exemplos mais caraterísticos é a confusão em relação à espiritualidade.

Por um lado, a espiritualidade está ligada a experiências transpessoais profundas, experiências que as grandes tradições religiosas atribuem sobretudo aos seus fundadores. É por isso que a espiritualidade tem uma conotação de um mundo superior. É também por isso que (numa existência mundana) a espiritualidade está ligada à disciplina e dedicação religiosas rigorosas, incluindo a separação de várias "tentações" da vida secular.

Por outro lado, a espiritualidade é praticamente identificada com a instituição religiosa dominante, ou seja, com a Igreja Ortodoxa Sérvia que está (como todas as outras organizações) a lutar de uma forma muito mundana para alcançar o estatuto mais elevado possível no mundo dos valores muito tangíveis.

Para uma sociedade que se encontra em regressão psicossocial e em que a atmosfera pré-moderna se mistura com as aspirações às qualidades da modernidade, este tipo de confusão é bastante lógico. No entanto, a confusão é também uma consequência da incapacidade de observar a espiritualidade num sentido mais amplo, ou seja, como uma categoria em desenvolvimento. Nomeadamente, enquanto categoria em desenvolvimento, a espiritualidade refere-se aos valores e significados últimos em termos dos quais vivemos, sejam eles de outro mundo ou muito mundanos, e quer tentemos ou não aumentar conscientemente o nosso compromisso com esses valores e significados (Griffin, 1988). Os valores e significados são, na verdade, activos dentro da categoria conhecida como memes (Csikszentmihalyi, 1993). Os memes são sistemas análogos aos genes. Enquanto os genes são unidades de informação da nossa natureza física constituídas pela contribuição dos nossos pais, os memes são unidades de informação da nossa consciência colectiva que se desenvolvem quando os seres humanos reagem a um conjunto de experiências específicas.

Isto significa que, à semelhança do facto de pais diferentes gerarem filhos com caraterísticas físicas diferentes, a vida em circunstâncias diferentes está a "produzir" diferentes combinações de memes, resultando em diferentes tipos de espiritualidade.

Os tipos de espiritualidade desenvolvidos até à data podem ser observados como a sequência evolutiva de oito níveis de existência psicossocial (Beck & Cowan, 2000).

No primeiro nível da existência psicossocial, a espiritualidade é, por um lado, determinada pela mente arcaica que está "imersa" no habitat natural (Arieti, 1976). Por outro lado, é determinada pelas necessidades de sobrevivência, ou seja, pela procura imperativa de comida, água, sexo, abrigo e calor, geralmente num ambiente hostil.

No segundo nível, a espiritualidade é tribal, o que significa que os membros da comunidade emergiram do seu habitat natural, mas não do seu ambiente psicossocial, ou seja, os seus egos ainda não se desenvolveram. As suas mentes e os seus comportamentos estão sob a influência decisiva de três categorias: os mitos, os antepassados e o "nosso povo".

A espiritualidade do terceiro nível é predominantemente egocêntrica. Os memes chave são portadores de todos os tipos de agressão, exploração e gratificação imediata dos impulsos.
O quarto nível é dominado pela espiritualidade dominada pela força da verdade escolhida, na qual os membros da comunidade encontram um significado profundo. Este nível é caracterizado pela ordem, pelo controlo dos impulsos e pelo respeito pela autoridade.
O elemento básico da espiritualidade do nível seguinte é o progresso. As instruções comportamentais dos memes dominantes estão a estimular a luta pela autonomia e abundância material no ambiente dominado pela alta tecnologia.
A espiritualidade do sexto nível é personalista. A mensagem memética é direcionada para a ligação humana, com ênfase no consenso, no sentido de comunidade e unidade, bem como na sensibilidade aos sentimentos.
No sétimo nível de existência psicossocial, a espiritualidade conduz ao fluxo sistémico e a percepções profundas. A ênfase está na integração, no alinhamento de alternativas conflituosas, na flexibilidade e no interesse próprio sem prejudicar os outros.
A espiritualidade do oitavo nível é holística. Está centrada no bem de todas as entidades vivas, na harmonia e no pensamento global.
É claro que o oitavo nível, holístico, de existência psicossocial não é o último nível de desenvolvimento espiritual das comunidades. O nono nível está no horizonte. Mas oito níveis definidos com precisão são suficientemente bons para orientação, especialmente quando se considera a confusão em relação à espiritualidade na Sérvia.
As experiências transpessoais que são, em princípio, identificadas com a espiritualidade, não fazem parte de nenhum (até agora) dos níveis definidos de existência psicossocial. O tipo de espiritualidade determinado por estas experiências só é alcançável por um número restrito de indivíduos que desenvolveram a capacidade de se abrirem ao vasto âmbito da consciência que não está limitado nem pelo corpo nem pela mente.
Este tipo de consciência não é caraterístico das instituições e organizações religiosas. A sua espiritualidade é a expressão de uma amálgama específica constituída por elementos bastante prosaicos e distantes de qualquer estádio transpessoal (Wilber K., 2000).
Em princípio, a espiritualidade das organizações religiosas situa-se, tipicamente, no quarto nível da existência psicossocial, o nível que é dominado pela "verdade" proclamada. Devido à sua ligação habitual com "O Livro" que determina a verdade, os memes específicos são, para além disso, trazidos com uma rigidez bastante acentuada. As organizações religiosas são, por isso, frequentemente intolerantes em relação a outras verdades que se espalham pela comunidade sobre a qual reivindicam o seu controlo.
Esta rigidez dogmática é frequentemente reforçada pelos contributos do nível tribal da existência psicossocial, que também pode ser caraterístico das instituições religiosas. Nomeadamente, a base da narrativa religiosa continua a ser constituída por vários mitos. Na altura em que surgiram, estes mitos eram a expressão da necessidade de integração social e de um significado comum relevante (Habermas, 1979). Atualmente, servem as organizações

religiosas para empurrar os crentes para a mente tribal, ou seja, o tipo de mente com uma autonomia individual bastante restrita. A terceira componente da amálgama específica da espiritualidade das instituições religiosas é determinada pelo nível de existência psicossocial do seu ambiente social. Esse ambiente pode influenciar as organizações religiosas, estimulando a sua flexibilidade ou desenvolvimento. Por outro lado, pode também acentuar as componentes mitológicas, imperiais ou dogmáticas da espiritualidade das organizações religiosas.

A amálgama trinomial está também a determinar a espiritualidade da Igreja Ortodoxa Sérvia. A sua primeira componente é a verdade dogmática, que inclui a intolerância em relação a outras verdades diferentes, e que é claramente visível tanto nas atitudes em relação a outras organizações religiosas (frequentemente estigmatizadas como seitas) (Miskovic, 2001), como nas atitudes em relação a questões pessoais e/ou sociais específicas (desde o aborto à homossexualidade).

A segunda parte da amálgama específica que determina a Igreja Ortodoxa Sérvia é a sua narrativa mítica. A Igreja sérvia invoca mitos religiosos e nacionais e produz uma mente mítica caracterizada pela dicotomia "Nós - eles" e pelo etnocentrismo típico, que inclui aspirações imperiais, um ponto cego para as crueldades contra membros de outras "tribos" e uma abordagem infantil da realidade (Pavlovic, 1999).

Relativamente ao impacto do ambiente social, a espiritualidade da Igreja Ortodoxa Sérvia enquadrava-se bastante bem no nível egocêntrico de existência psicossocial caraterístico tanto da Sérvia como das entidades ("onde havia sepulturas sérvias") que estavam a emergir das aspirações imperiais dos líderes sérvios (Stambolovic, 2002).

Assim, é típico que (desde finais dos anos oitenta) a unanimidade em relação aos objectivos das guerras (conduzidas na Croácia e na Bósnia) tenha sido estabelecida entre os ortodoxos sérvios

Igreja Ortodoxa Sérvia e líderes sérvios de várias orientações (Dordevic, 2001). De acordo com essa unanimidade, foram mantidas relações claras de apoio mútuo entre a Igreja Ortodoxa Sérvia e os líderes de guerra sérvios, ignorando as acções destes últimos que foram qualificadas pela comunidade internacional como limpeza étnica com elementos de genocídio.

Tendo em conta estas caraterísticas, pode concluir-se que a espiritualidade da Igreja Ortodoxa Sérvia se situa entre o terceiro e o quarto nível de existência psicossocial, com fortes elementos de fixação tribal

Transição

A transição de uma determinada comunidade é a passagem de um nível de existência psicossocial para outro.

A mudança de espiritualidade, porém, em cada comunidade significa a transformação de quatro domínios: domínio comportamental, domínio estrutural, domínio dos valores e significados e domínio do eu. Esta complexidade está a fazer emergir as duas caraterísticaschave de cada transição:

1. A transição não significa uma mudança total; o seu objetivo é apenas a mudança do nível dominante de espiritualidade da comunidade em causa, ou seja, a mudança do seu centro gravitacional.

2. A transição não é possível em cada momento da vida de uma comunidade. Devem ser reunidas previamente condições específicas (Beck, Cowan, 2000).

A primeira condição é a visão clara tanto da posição inicial como do objetivo da transição. Isto significa que os líderes que assumem a responsabilidade pela transição têm de estar conscientes do nível atual de existência psicossocial da sua comunidade, bem como do nível para o qual a sua comunidade deve ser orientada.

A condição seguinte é a existência de um potencial de mudança. Isto significa que a comunidade não é fechada, que tem o potencial de adaptação ativa e passiva, ou seja, que é capaz de se desenvolver na direção proclamada, de acordo com as condições de vida.

É igualmente importante que os membros de uma comunidade estejam conscientes de que as soluções antigas não são suficientes para resolver os seus problemas actuais, ou seja, que as condições existentes exigem uma forma diferente de pensar, uma forma diferente de se comportar, um conjunto diferente de valores e significados e uma estrutura social diferente.

A condição seguinte é uma compreensão completa das razões que levaram a comunidade a iniciar uma transição. Inclui também uma visão clara dos recursos necessários para enfrentar com êxito as condições actuais.

Consequentemente, é também necessária uma visão completa das barreiras que podem atrasar ou bloquear a mudança. É importante identificar estas barreiras porque o seu impacto pode ser indireto, através de várias racionalizações, desculpas e regressões mais ou menos sedutoras.

A cultura de apoio deve existir a todo o momento. Nomeadamente, a transição é, em muitos aspectos, o período das vagabundagens e dos avanços inconsequentes. Inclui períodos de confusão e mal-entendidos, más mudanças, adaptações difíceis e conflitos sociais. É por isso que é importante desenvolver uma cultura de apoio, bem como bloquear as tendências regressivas e os vários tipos de fixações manipuladoras do nível de existência psicossocial existente.

Transição na Sérvia

Na Sérvia, de acordo com os princípios da Dinâmica em Espiral, a transição deve conduzir do nível egocêntrico dominante da existência psicossocial para o nível dominado pela ordem e pela justiça. Dentro desse nível:

- em vez da violência e da manipulação, caraterísticas do tipo de espiritualidade egocêntrica, as principais caraterísticas do sistema deveriam ser os documentos e os procedimentos;
- a expressão de si próprio de forma impulsiva, amoral e desinibida deve ser retirada em nome da diligência, da honestidade e da exatidão;

• Em vez de ser por meio de rapina, extorsão ou maquinações, o nível de vida deve ser melhorado através de trabalho árduo, disciplina e poupança.

No fundo, o nível de orientação egocêntrica deve ser ultrapassado pelo nível de sacrifício por objectivos comuns.

É claro que isto não deve ser um sacrifício, de acordo com o padrão tribal de interdependência cooperativa ("um por todos e todos por um") que corresponde ao ego não desenvolvido e que é imposto pela ameaça de excomunhão, o que significa que tanto o corpo como a alma do indivíduo pertencem à tribo. No quarto nível de existência psicossocial, existe também um objetivo comum, mas os membros da comunidade estão conscientes da sua escolha.

Como a transição é a transformação da espiritualidade, no caso da Sérvia, é de grande importância a influência da espiritualidade promovida pela Igreja Ortodoxa Sérvia.

A questão é que uma espiritualidade específica, que ocupa uma posição privilegiada (devido ao significado transpessoal atribuído), situa-se entre o terceiro e o quarto nível de existência psicossocial, com uma forte fixação tribal. É por isso que as suas várias manifestações estão a dificultar a transição na Sérvia, principalmente por interferirem com as condições cruciais para o seu desenvolvimento.

Em primeiro lugar, a espiritualidade promovida pela Igreja Ortodoxa Sérvia está a impedir um potencial de transição. Nomeadamente, ao idealizar a estrutura social arcaica, ao promover atitudes anti-modernas, ao esforçar-se por dessecularizar o Estado sérvio (recentemente, os ensinamentos religiosos foram introduzidos como disciplina nas escolas públicas), está a bloquear diretamente o potencial de transição. Como resultado, em vez de uma confrontação direta e eficaz com os vários obstáculos, estão a ocorrer todos os tipos de racionalizações que defendem o status quo. Os obstáculos nem sequer são reconhecidos como tal, a mudança é apresentada como uma ameaça, pelo que está a ser sabotada ou diretamente contrariada.

A espiritualidade promovida pela Igreja Ortodoxa Sérvia está também a bloquear a perceção de que os problemas que estão a incomodar a Sérvia devem ser enfrentados através de uma nova abordagem. Nomeadamente, promovendo uma espécie de retro-romantismo, a Igreja Ortodoxa Sérvia está a oferecer e a impor o modelo de comunidade em que a própria Igreja exerceria influência nos domínios educativo, cultural, social e político. Ao mesmo tempo, a Igreja não está a revelar que este modelo de comunidade, na altura em que existiu, estava cheio de crueldades. Além disso, está a negligenciar que a Sérvia é agora muito mais complexa quando comparada com os tempos em que, sob a jurisdição dos proclamados "chefes mais sábios", os conceitos de "mente unida" e unidade tribal eram eficazes. É negligenciar que a complexidade da Sérvia exige racionalização burocrática e competência profissional baseadas na necessidade de exatidão e verificação, em vez de mitos e dogmas.

A espiritualidade específica da Igreja dominante está também a bloquear uma visão clara das causas que levaram à necessidade de mudança, bem como dos recursos que poderiam ser utilizados para um maior desenvolvimento. Nomeadamente, a par do retro-socialismo, o principal fator gerador de uma profunda regressão psicossocial em que a Sérvia mergulhou foi o nacionalismo. Ao mesmo tempo, a propagação do nacionalismo foi o principal fator de restauração religiosa na Sérvia (Pavlovic, 1999). A Igreja Ortodoxa Sérvia estava a contribuir para alimentar os sentimentos nacionalistas. Imersa na relação simbiótica que se seguiu, a Igreja Ortodoxa Sérvia continua a dar legitimidade ao nacionalismo e a várias expressões de autismo nacionalista, como a raiva apaixonada contra o Ocidente, contra o "mondialismo" e a "Nova Ordem Mundial".

Ao mesmo tempo, na Sérvia, os principais recursos que poderiam permitir uma melhor confrontação com as condições de vida dependem da ligação com o mundo. Estes recursos estão a perder-se na criação de várias redes com sociedades secularizadas, sociedades que pertencem a democracias ocidentais que são iniciadoras económicas, sociais e políticas da interligação global.

A espiritualidade da Igreja Ortodoxa Sérvia está também a bloquear diretamente a compreensão das barreiras que impedem a transição. Isto é conseguido principalmente através da imposição da mente mitológica. A mente mitológica é passiva. Está à espera, à espera do Messias. Além disso, a mente mitológica é uma mente pré-racional. Para este tipo de mente, a emergência de um discurso racional (que é indispensável para a compreensão das barreiras à transição, bem como para a sua superação) é apreendida por significados culturais importantes, bem como pelo perigo de integração social (assegurado por mitos religiosos e tribais). É por isso que a mente mitológica está maioritariamente virada para racionalizações e regressões narcísicas, o que significa que as barreiras à transição são apoiadas.

Naturalmente, todos estes obstáculos estão a minar a cultura que está a apoiar a transição. E o alvo especial dentro desta cultura é a mente moderna que não está a aceitar nem os mitos nem o papel pré-moderno da igreja. Nomeadamente, uma mente moderna está à procura de explicações racionais. A Igreja não é capaz de fornecer essas explicações porque nem os mitos nem a sua autoridade descritiva se baseiam na racionalidade. Por isso, está a voltar-se para o padrão clássico, desenvolvendo um poder político específico.

O empenhamento político da Igreja Ortodoxa Sérvia está coberto por um véu religioso. No entanto, continua a ser bastante transparente, tanto na sua manifestação direta (por exemplo, a identificação da Igreja com o povo sérvio, o que significa que aqueles que se opõem à Igreja estão contra o povo sérvio) como nas formas disfarçadas (por exemplo, quando a Igreja e a sua espiritualidade mitologizada aparecem como a força coesiva dos inimigos da transição).

A questão do poder torna-se, assim, mais importante do que a questão do significado, e a cultura do apoio cede lugar à cultura da manipulação, à cultura da chantagem e à cultura dos jogos políticos.

Repensar

Uma transição bem sucedida é dificilmente possível num ambiente influenciado pela espiritualidade promovida pela Igreja Ortodoxa Sérvia. O fosso entre a transformação da estrutura social, que acentua o desenvolvimento económico, por um lado, e o domínio da autoridade da Igreja, que acentua o etnocentrismo, por outro, abre sobretudo espaço à nova/velha máfia, protegida pela sua origem étnica e pela sua capacidade de pagar todo o tipo de indulgências. É por isso que, tanto para o Estado sérvio como para a sociedade sérvia, optar pela transição significa uma clara secularização.

No que diz respeito à Igreja Ortodoxa Sérvia, a preocupação com a espiritualidade das pessoas implicaria um sério repensar da sua própria espiritualidade, começando pela posição inferior das mulheres crentes e terminando com um repensar dos ensinamentos sobrenaturais. (KresiC, 1996). Também seria importante repensar os valores. Nomeadamente, não é possível juntar o mundo moderno a uma justiça baseada em critérios tribais, de modo a que os homens das tribos sejam automaticamente desculpados e os crimes dos chefes tribais sejam transformados em actos heróicos.

Sem uma secularização clara, a comunidade sérvia está ameaçada por uma restauração rasteira, o que significa a continuação do nível egocêntrico da existência psicossocial, incluindo a violência e todos os tipos de manipulação como base das relações humanas.

Nestas circunstâncias, a comunidade tribal é suscetível de aparecer como uma salvação. Juntamente com o novo Führer.

Referências

Arieti, Silvano. 1976. *The intra-psychic self.* Nova Iorque, Basic Books.

Beck, Don Edward e Cowan, Christopher. 2000. *Spiral Dynamics.* Oxford, Blackwell.

Csikszentmihalyi, Mihaly. 1993. *TheEvolvingSelf.* Nova Iorque, Harper Collins.

Griffin, Ray David. 1988. Introduction: Postmodern Sprituality and Society. Em *Spirituality and Society*, editado por David Ray Griffin, 1-31.Albany, State UniversityofNew York.

Dordevic, Mirko. 2001. Ratni krst Srpske crkve. *Republika,* 13: 273.

Habermas, Jürgen. 1979. *Communication andEvolution ofSociety.* Boston, Beacon Imprensa.

Kresic, Andrija. 1996. Religija milosti na granici milenija. *Republika.* 8: 141.

Miskovic, Dusan. 2001. Trebali Srbi da se poklone Papi?. *Republika,* 13: 259.

Pavlovic, Stevan. 1999. Povodom Srpske crkve. *Republika,* 11: 214.

Stambolovic, Vuk. 2002. O caso da Sérvia-Jugoslávia: AnAnalysis through Dinâmica em espiral. *Medicine, ConflictandSurvival.* 18(1): 59.

Wilber, Ken. 1995 *Sex, Ecology, Spirituality [Sexo, Ecologia, Espiritualidade].* Boston & Londres, Shambhala

Heresia médica - a visão de um herege[2]

"Tem de vir mais alguma coisa - confidenciou ao seu assistente H.B.G. Casimer, há mais de cinquenta anos, Wolfgang Pauli - Acho que sei o que está para vir. Sei-o exatamente. Mas não o digo aos outros. Eles podem pensar que estou louco. Por isso, estou a fazer uma teoria da relatividade quadridimensional, embora não acredite nela"[3] .

Wolfgang Pauli manteve-se fiel a esta decisão até ao fim da sua vida. Apesar de ter ganho um Prémio Nobel, não se atreveu a aventurar-se fora da interpretação ortodoxa do mundo. É claro que, como físico excecional, Pauli não podia ser marginalizado por se desviar da ortodoxia. O seu eventual empenhamento não ortodoxo também não podia ser criminalizado. No entanto, os guardiões da ortodoxia tinham ainda à mão a medicalização, a terceira forma de punição para a heresia demonstrada. Sabendo isto, Wofgang Pauli permaneceu uma espécie de herege oculto.

Hoje em dia, Pauli poderia ter reagido de forma diferente, porque o cenário mudou.

De facto, os hereges continuam a sofrer. Na maior parte das vezes, são punidos pela elite profissional relevante, sempre sensível às diferentes interpretações do domínio que controla, consciente de que a mudança descontrolada ameaça os seus interesses.

No entanto, a heresia está em expansão[4] . Nomeadamente, a heresia já não está fragmentada e isolada. Cada narrativa herética projecta-se na grande recusa atual e na busca geral do sentido diferente. E (como repete David Griffin na sua Série do Pensamento Pós-Moderno Construtivo), a Modernidade, que é hoje uma narrativa dominante, é cada vez menos vista como A Verdade Final, em comparação com a qual todas as visões do mundo divergentes são automaticamente consideradas "supersticiosas". Existe mesmo uma sensação crescente de que a Idade Moderna não só teve um início como também pode ter um fim .[5]

O que é que abriu a mente do povo da Modernidade às mensagens heréticas?

Primeiro, foi o contexto temporal que o fez. Vivemos no início de um milénio, e esse é o tempo de uma transição específica caracterizada pela aceitação maciça de conteúdos contraditórios. Ao mesmo tempo, a recente transição de um milénio para outro é vista como o tempo do fim, e também como uma espécie de novo começo. É por isso que é o tempo do medo (e mesmo o tempo de esperar a desgraça) e, simultaneamente, o tempo da esperança e da expetativa de mudanças excitantes. Não há mistura que possa favorecer mais o aumento do interesse pela heresia.

O segundo fator que contribuiu para a generalização e expansão da heresia é a compreensão de que os limites estabelecidos pela ciência, o dogma oficial da Modernidade, são demasiado

---

[2] Ao autor foi negada a promoção para o cargo de professor na Faculdade de Medicina de Belgrado durante quinze anos, com o argumento de que o seu livro "Officialdom and alternative" (Belhrage 1985.) "não estava de acordo com o materialismo dialético" (Faculdade de Medicina, No: 8956, data: 26. XII 1986.).

[3] Peat F.D., Synchronicity, Bantam Books, Toronto, NewYork, London, 1983. p. 121.

[4] A heresia é definida como um desafio à ideologia ortodoxa, de acordo com o: Wolpe P.R., The Dynamics of Heresy in a Profession, Social Science & Medicine, 39, 1133, 1994.

[5] Griffin D.R., (edt.), The Reenchantment of Science, State University of New York Press, Nova Iorque, 1988, p. IX.

estreitos para a totalidade da experiência humana. É claro que, ao longo da Modernidade, houve pessoas que lidaram com fenómenos silenciados ou considerados impossíveis pela ciência oficial. No entanto, com a ajuda dos media e devido ao crescente número de experiências e percepções pessoais, estes fenómenos oficialmente inexistentes saíram dos círculos fechados dos devotos (onde eram estudados no âmbito de campos específicos como a parapsicologia, ou a parafísica), e passaram a fazer parte legítima da narrativa laicista. Além disso, a estes fenómenos "impossíveis" juntaram-se certos costumes e procedimentos pré-modernos caraterísticos de culturas não europeias. Estes costumes e procedimentos (novamente "impossíveis") chegaram aos povos da Modernidade devido ao aumento das migrações e ao aumento da conetividade informacional do mundo. Entre eles, um papel muito significativo foi desempenhado por alguns procedimentos terapêuticos pré-modernos, que eram tão eficazes que foram introduzidos nas instituições médicas modernas, embora os médicos especialistas não conseguissem explicar os seus efeitos.

O terceiro fator que permitiu a propagação da heresia foi a compreensão de que muitas consequências da vida organizada de acordo com os princípios da Modernidade estão a prejudicar tanto as pessoas como o seu único habitat, o planeta Terra. As consequências mais frequentemente mencionadas são a destruição do ecossistema, a poluição generalizada e os arsenais de armas com potencial de mega-morte. Além disso, foi-se compreendendo gradualmente que todos estes fenómenos destrutivos eram apenas a manifestação superficial de um processo muito mais profundo, indicado pela pandemia de consumo insaciável, pela pandemia de auto e hetero-destrutividade e pela pandemia de doenças crónicas incapacitantes. E que, por detrás da capacidade de funcionar "... apesar de tudo o que possa acontecer e, sobretudo, depois de tudo o que possa acontecer... está um sentimento do nada a que tudo conduz... uma massa de infelicidade ofensiva e a necessidade de chorar"[6] .

Para além destes três factores gerais, a favor da heresia funcionava também um fator específico. Este fator específico exercia influência sobre homens e mulheres que estavam suficientemente abertos para olhar o mundo através de "óculos com lentes invertidas"[7] . As suas mentes tornavam-se abertas às mensagens heréticas pela própria heresia.

A questão é que, tal como outras heresias, a heresia da modernidade mostrou-se muito atractiva.

No início, atraía pela sua vivacidade.

Nomeadamente, o mundo da Modernidade é o mundo dos padrões intelectuais e sociais estáticos. As suas instituições (que, enquanto hábitos de pensamento, também são estáticas) ancoram esses padrões no carácter individual e social de cada um, visando criar e conservar as formas dominantes de pensamento, linguagem e relações.

A heresia da modernidade, no entanto, com a totalidade, a pluralidade e a espiritualidade

[6] Sloterdijk P., Critique of Cynical Reason, University of Minnesota Press, Minneapolis, 1987. p. 5.
[7] KuhnT.S.,The Structure of Scientific Revolutions, UniversityofChicago Press, 1970., p. 112.

como seus traços-chave, é uma expressão típica da vida que não pode ser parada e que está constantemente a romper padrões estabelecidos e formas rígidas e fechadas, espalhando-se para fora dos limites impostos.

Neste tipo de envolvimento, a heresia manifesta-se como a expressão benigna da vivacidade. Está a negar padrões estabelecidos, mas a sua negação é criativa. Nomeadamente, a heresia da Modernidade não está a conduzir à liberdade por meio da destruição. Em vez disso, está a redefinir o homem/mulher e o mundo através de uma estratégia de objetivação diferente e, desta forma, está a deixar as formas e os padrões dominantes ao seu lado.

Além disso, tendo uma natureza dinâmica, a heresia da modernidade induz o desenvolvimento de sujeitos nómadas. Os heréticos não são observadores passivos. Estão a mover-se livremente para fora da realidade estabelecida por várias estratégias de normalização.

A atratividade da heresia da Modernidade foi essencialmente promovida também pela sua posição ética. Foi esta heresia que voltou a colocar em foco "o Bem", ou seja, aquilo que é moralmente correto[8] . E esta é outra diferença crucial em relação à Modernidade, onde o conceito de bem (ou de moral correta) é posto de lado. Nomeadamente, na modernidade o conceito mais importante é a eficiência, ou seja, atingir um determinado objetivo, e o contexto do objetivo é negligenciado. É por isso que a moralidade dos meios para atingir os objectivos é negligenciada, e as circunstâncias que permitem que esses objectivos sejam sequestrados pelo mal também.

Muitas pessoas estão a ser prejudicadas por esta orientação, pelo que a resposta caraterística da Modernidade é tentar forçar as pessoas à virtude: através da pregação, de subornos específicos ou da intimidação.

A heresia da Modernidade tem uma abordagem diferente. Devido aos princípios de totalidade, pluralidade e espiritualidade, facilita a orientação espontânea e autónoma para o bem. Tendo uma visão de um leque muito mais vasto de implicações relacionais, transporta consigo um vago sentido de bem estar. Assim, as fontes do bem e do mal podem ser percebidas logo no início, antes da manifestação das suas consequências.

O atrativo da heresia da Modernidade resulta de mais uma caraterística. Esta heresia está a implicar a possibilidade da solidariedade humana.

No mundo da modernidade, os pormenores da vida das pessoas são regidos por um pessimismo profundamente enraizado. Os seres humanos, separados uns dos outros e confrontados uns com os outros, estão constantemente a precaver-se contra possíveis desastres em praticamente todos os aspectos das suas vidas .[9]

Neste mundo de insegurança generalizada, a heresia modernista está a promover o compromisso que promove a responsabilidade para com o outro. Esta responsabilidade não é promovida apenas porque se entende que o futuro da humanidade depende do reconhecimento

---

[8] O indicador básico do "Bem" é a regra de ouro, conhecida em muitas culturas e tradições religiosas.
BaileyJ., Pessimism, Routledge, Londres, 1988.

dos interesses comuns dos seres humanos e de outras manifestações da vida. A responsabilidade para com o outro está contida no pressuposto herético básico de que os homens/mulheres são constituídos pelas suas relações com os outros, e que entre eles existe uma ligação profunda e essencial.

É por isso que a base da moralidade herética é a compaixão, e não o dever.

Num mundo em que o homem/mulher, sob a pressão de várias forças de fragmentação, tenta alcançar um sentido claro - é aí que reside a maior força da heresia da Modernidade, porque se baseia no desejo humano universal pelo outro.

Heresia em medicina

A medicina científica atual é a medicina da modernidade.

Isto significa que se desenvolveu a partir da ciência do século XVII (ensinamentos de Galileu, Descartes, Bacon e Newton), juntamente com a secularização da sociedade e a tentativa de conquistar a natureza e de a controlar.

Isto também significa que a medicina se desenvolveu de acordo com o modelo mecanicista que tinha como objetivo estabelecer o Universo racionalmente controlado.

A realidade médica assim produzida foi determinada por três construções sociais:

- A assistência à saúde foi tomada por uma mega-estrutura, a instituição médica organizada segundo os princípios da esteira rolante, introduzindo necessidades padronizadas, organização burocrática e administração impessoal. Como isso reduziu o organismo humano a local de exercício do poder e, como esse poder passou a fazer parte do cuidado, o próprio tratamento adquiriu o caráter disciplinar.
- Também a medicina se desvinculou do princípio da moralidade; a racionalidade dos valores retirou-se perante a investida da racionalidade dos objectivos[10] . Aqui, como noutras mega-estruturas, a eficiência técnica tornou-se mais importante do que o trabalho de acordo com os valores morais. Assim, tipicamente, a medicina abandonou o antigo princípio moral "*Primum non nocere*". Hoje em dia, portanto, há muitos procedimentos médicos que são utilizados regularmente, embora sejam prejudiciais. Há mesmo procedimentos de diagnóstico regularmente utilizados, embora possam matar o doente. O perdão moral geral é proporcionado pela razão tecnológica, o que significa que, em relação ao doente, os critérios morais são trocados por critérios tecnológicos.
- Como uma espécie de panaceia universal, foi imposta a ideia de progresso científico. O progresso científico quase assumiu o papel de Messias. No entanto, este Messias específico da Modernidade resumia-se geralmente à melhoria do controlo tecnológico. Em medicina, este tipo de melhoria não produzia muitas vezes qualquer efeito terapêutico. Os fracassos inevitáveis foram encobertos pelo recurso ao otimismo tecnológico como uma fé secular específica.

---

[10]Heller A., Filozofija levog radikalizma (Filosofia do radicalismo de esquerda), Mladost, Beograd, 1985. p. 112-114.

Claro que houve quem não se deixasse convencer. Descobriram que a medicina da modernidade, como todas as outras mega-estruturas modernas, tinha outra face, ou seja, que trazia consigo muitas experiências nocivas. Gradualmente, tornou-se claro que havia outras formas de tratamento, e o espaço para a heresia médica abriu-se.

A heresia médica tem um nome especial: é amplamente conhecida como medicina alternativa. A medicina alternativa está ainda na sua fase pré-paradigmática. É por isso que não há acordo sobre a sua *diferenciação específica.* Assim, os terapeutas alternativos de diferentes orientações defendem a utilização de outros nomes. Atualmente, a heresia médica chama-se: natural, complementar, holística, naturopática, biocêntrica, pré-moderna, tradicional, não ortodoxa, vibracional... Existem outros nomes utilizados localmente e outros que já não são utilizados[11] . Mas todos estes nomes representam a entidade que é definida por um conjunto de caraterísticas específicas. No entanto, estas não são as caraterísticas de uma simples nova tecnologia. A medicina alternativa é uma heresia apenas porque todas estas caraterísticas o são.

... Elementos de subversão

1. Integralidade

De acordo com os ensinamentos da medicina alternativa, o ser humano é indivisível. O sofrimento humano não pode ser compreendido através da análise de órgãos e sintomas isolados. O significado pleno das perturbações locais só pode ser esclarecido através da sua inclusão no todo de que fazem parte.

É por isso que os médicos alternativos não isolam a parte da estrutura humana com os sintomas mais marcantes e submetem-na a uma terapia localizada. Olham para ela de forma holística, relacionando-a com uma série de totalidades mais amplas, incluindo áreas para além da realidade explícita.

Nomeadamente, a totalidade, uma vez que o princípio da medicina alternativa se baseia na continuidade de elementos heterogéneos e mesmo mutuamente opostos.

2. Abordagem individual

O princípio da totalidade está a orientar as terapias médicas alternativas para uma abordagem idiográfica do ser humano. Ao contrário da medicina científica, que olha para os doentes como mecanismos impessoais (mecanismos que podem ser facilmente encaixados em compartimentos nosológicos), a medicina alternativa vê-os como indivíduos únicos. Não há duas pessoas que tenham tipos semelhantes de corpo, mente, sentimentos e alma, diz-se na Ayurveda .[12]

Como não existem seres humanos idênticos, não podem existir doenças idênticas. Por isso, nos sistemas médicos alternativos, os doentes raramente são classificados de acordo com o

---

[11] Em Itália, por exemplo, o termo popular é "altra medicina" (a outra medicina), e em França "la médecine douce" (a medicina terna), e o termo "medicina marginal" já não é utilizado.

[12] Udupa K.N., The Ayrvedic System of Medicine in India, In: Newell K. W., (edt.), Health by the People, Organização Mundial de Saúde, Genebra, 1975, p. 58.

diagnóstico estandardizado.

Além disso, como o tratamento se baseia no trabalho "através" do organismo, e não em vez dele, nos sistemas médicos alternativos também não existe uma terapia estandardizada.

Do ponto de vista do princípio escolástico "*Scientia non est individuorum*", esta falta de uniformidade e ordem, e a tendência para se concentrar no indivíduo, estão a privar a medicina alternativa do estatuto científico. Ao mesmo tempo, porém, aproximam-na da arte.

3. Autoavaliação

Na base da abordagem médica alternativa está a confiança no ser humano.

Considera-se que cada ser humano possui uma capacidade de auto-cura do corpo que lhe permite gravitar em direção à recuperação ou a uma existência pessoal óptima .[13]

Por outras palavras, de acordo com a medicina alternativa, o ser humano é ativo:

- é o criador da saúde e não a fonte da doença,
- é o portador da resistência, e não o objeto do tratamento, o tronco que muitas vezes precisa de ser controlado e reparado porque as suas partes constituintes são propensas a defeitos.

De acordo com isso, lidando com o sofrimento humano, os praticantes alternativos não estão a proceder a partir do conceito oficial de manipulação.

O ponto de apoio da prática alternativa é a auto-ação.

É por isso que as terapias alternativas não tendem a dominar o homem/mulher e a subjugá-lo às suas leis. A sua principal caraterística é o facto de estarem em função do poder humano de resistência. Nomeadamente, as terapias alternativas não sufocam, não actuam anti-bioticamente. São direcionadas pro-bióticas, para a capacidade de auto-cura. Por isso, independentemente da sua forma ou origem, são sobretudo estímulos ou apoios específicos.

Em princípio, o tratamento alternativo é um empreendimento pessoal. Cabe ao homem/mulher alcançar a sua saúde.

Para este processo de obtenção de saúde, a vivacidade pessoal e o empenhamento pessoal são decisivos.

Toda a atividade que leva à dependência, que confina e que impõe a subjugação, em associação com outras influências nocivas, conduz à degeneração, à decadência e à morte.

4. Relação com o ambiente

O princípio da ação própria não implica o isolamento. Pelo contrário, a teoria da medicina alternativa opõe-se a qualquer isolamento. Ela mostra que, embora independente, o ser humano não é autossuficiente. Sendo uma parte inseparável do seu ambiente natural e social, o homem/mulher é incompleto.

A interação sem entraves com o ambiente é sentida subjetivamente como prazer. O impedimento desta interação, provocado por vários tipos de amortecimento e obstrução, conduz ao sofrimento.

---

[13] Towards a New Sanity in Medicine, Journal OfAlternative medicine, 1.6, 1983.

Assim, os terapeutas alternativos concentram-se em despertar as interações bloqueadas. Para atingir este objetivo, não utilizam o método da substituição, ou seja, o método de controlar as pulsações humanas através de pacemakers químicos ou mecânicos. Estão a utilizar o método de inclusão, ou seja, o método de estimulação e/ou apoio do ser humano em sofrimento para que este possa regressar aos seus próprios ritmos. Ao aplicar o método de substituição, os doentes (forçados a uma integração heterónoma) são afastados de si próprios e, deste modo, também do seu ambiente. No entanto, ao aplicar o método de inclusão (em que, na maioria das vezes, se utilizam impulsos ambientais naturais para estimular a capacidade de auto-cura), promove-se a integração interna do doente e, com ela, a integração em vários aspectos do ambiente.

5. Relação personalizada

Na medicina da modernidade, o sofrimento humano é encarado como um problema técnico. Na medicina alternativa, o sofrimento humano é interpretado como uma perturbação das relações. Assim, de acordo com este facto, o tratamento alternativo requer uma relação diferente entre terapeuta e paciente.

A relação terapeuta - paciente não é importante apenas do ponto de vista ético. Também pode influenciar o estado do paciente.

Inicialmente, uma relação personalizada é exigida pelas próprias terapias médicas alternativas. Estas não estão orientadas para a doença. O impulso terapêutico relevante é específico da pessoa, e a relação pessoal é a melhor forma de o localizar.

Além disso, apesar da adequação técnica do tratamento, o próprio terapeuta, ao comportar-se de forma manipuladora e desumanizadora, pode prejudicar a saúde do paciente. É a relação personalizada que o está a enquadrar plenamente nas forças úteis do ambiente.

6. Não agressividade

A medicina alternativa não se confronta com o sofrimento humano no domínio dos sintomas. É por isso que parece que os seus efeitos são lentos e indirectos. No entanto, ao visar a capacidade de auto-cura, as terapias alternativas têm a influência mais direta. A ausência de efeitos externos súbitos deve-se ao facto de as terapias alternativas não terem a penetrabilidade vertical. Não se agarram aos sintomas de uma só vez. A sua ação é horizontal, amplamente dirigida.

Como tal, as terapias alternativas ultrapassam a divisão tradicional da medicina preventiva e curativa, sendo eficazes em todas as fases da história natural da doença.

Além disso, as terapias alternativas afectam todo o organismo, e não apenas o sintoma isolado escolhido. É por isso que não estão a desenvolver intervenções agressivas com o objetivo de extinguir imediatamente o sintoma específico. Na medicina alternativa, os sintomas são a expressão da luta do organismo pela saúde. As terapias alternativas trabalham com os sintomas, "através" do organismo, e é por isso que não conduzem a perturbações iatrogénicas.

7. Conhecimento acessível

Há outro sinal da orientação horizontal da medicina alternativa. Ao contrário da medicina científica, esta favorece a difusão dos conhecimentos.

Pela sua natureza, à partida, o saber médico alternativo é um saber de apoio e não de poder. Além disso, não é exclusivo. Em vez de ser apreendido por uma elite profissional especializada e confinado a órbitas institucionais fechadas, a maior parte do conhecimento médico alternativo é acessível a todas as pessoas interessadas.

Esta acessibilidade está a abrir numerosas possibilidades de autoajuda e de entreajuda. Permite também à medicina alternativa dissociar-se do binómio "saber-poder" e desenvolver-se como uma simples atividade humana. Num estudo recente, verificou-se que o tratamento pela medicina alternativa está a promover a "literacia em saúde", juntamente com uma maior responsabilidade pela saúde pessoal e a motivação para mudar os hábitos e o estilo de vida.[14]

Paradigma

A medicina da Modernidade baseou-se no paradigma cartesiano mas seguiu, entretanto, o rumo extremista.

Nomeadamente, fascinado pelos primeiros mecanismos de relojoaria que pôde ver nas cortes da nobreza europeia, Descartes pensou o ser humano como um autómato perfeito. No entanto, para além do corpo, que conceptualizou como puro mecanismo, chamando-lhe "algo extenso" (res extensa), sublinhou que o elemento inseparável do ser humano era a mente racional, a que chamou "algo cognoscível" (res cogitans).

A questão é que, no modelo biomédico, os praticantes da medicina da Modernidade negligenciaram completamente a *res cogitans* de Descartes, concentrando-se exclusivamente no homem-autómato. Conceberam o ser humano como um mero mecanismo. E isso significa:

- como um sistema fechado determinado pelos seus fragmentos,
- como um sistema cuja dinâmica é repetitiva e, por conseguinte, previsível,
- como um sistema passivo e, por conseguinte, fácil de manipular e controlar.

Claro que sim:

- o homem/mulher conceptualizado como um mecanismo não pode ser compreendido de forma abrangente,
- O homem/mulher conceptualizado como um mecanismo só pode ser abordado de forma generalizada e não pessoal,
- o homem/mulher conceptualizado(a) como um mecanismo é tratado(a) por substituição porque os mecanismos, com o passar do tempo, se desgastam,
- o homem/mulher conceptualizado(a) como um mecanismo é uma entidade isolada e a intervenção é efectuada apenas sobre esta entidade,
- o homem/mulher conceptualizado(a) como um mecanismo está a ser manipulado(a), porque não pode haver uma relação pessoal com o autómato,
- o homem/mulher conceptualizado(a) como um mecanismo é sujeito(a) a um

14 Shuval J.T., Mizrachi N., Smetanikov E., Entering the well-guarded fortress: alternative practitioners in hospital settings, Social Science & Medicine, 2002. 55: 1745-1755.

tratamento agressivo porque, no automatismo, os procedimentos suaves não estão a funcionar,

- o homem/mulher conceptualizado(a) como um mecanismo está a ser fixado(a), e a fixação não é uma atividade autónoma mas heterónoma.

Assim, é compreensível que os praticantes da medicina moderna não consigam compreender a medicina alternativa. O princípio da totalidade, da abordagem individualizada, da auto-ação, da relação com o meio ambiente, da relação personalizada, da não agressividade e do conhecimento acessível não pode ser ligado nem à sua imagem de doente nem à sua ideia de tratamento.

As tentativas de percecionar a medicina alternativa através dos "óculos de Cartesin", ou seja, de acordo com a doutrina da medicina da modernidade, terminam regularmente sem sucesso. Na melhor das hipóteses, como no caso da acupunctura, a aproximação parcial que se consegue pode ser comparada a uma paralisia .[15]

A medicina alternativa, pura e simplesmente, não se enquadra nas regras cartesianas. Ela pertence ao paradigma holográfico.

O paradigma holográfico está a introduzir um mundo totalmente novo.

De acordo com o seu primeiro postulado, não existe nenhuma entidade que possa ser definida como pura matéria ou pura energia. "Cada aspeto do Universo existe como uma espécie de expressão vibracional"[16] .

Com este postulado, a divisão cartesiana entre material e imaterial é ultrapassada. Todos os aspectos do universo são caracterizados como "padrões de interferência" cuja identidade, natureza, estilo ou consistência dependem do contexto "externo" e "interno".

De acordo com o segundo postulado, "cada aspeto do universo é, em si mesmo, um todo, um sistema abrangente, contendo em si mesmo um conjunto completo de informações sobre si próprio"[17] .

Como esta informação não tem necessariamente de ser codificada num sistema especializado como o sistema nervoso central, este postulado transcende a divisão entre vivo e não-vivo. Na verdade, está implícito que todos os aspectos do universo estão de alguma forma fundamentalmente vivos porque, para além da expressão vibracional, contêm algum tipo de conhecimento sobre si próprios.

De acordo com o terceiro postulado, "todos os aspectos do universo parecem fazer parte de um todo mais vasto, de um sistema mais abrangente", e cada um destes sistemas mais vastos é "uma expressão da dinâmica das suas partes"[18] .

Como vários sistemas, ou entidades, estão interligados através dos seus subsistemas comuns, este postulado indica a totalidade indivisível do universo. A segunda implicação crucial é que cada elemento constitutivo, mesmo o mais pequeno, participa na expressão de sistemas

---

[15] Apenas o efeito analgésico da acupunctura foi explicado.
[16] Dychtwald K., Reflexões sobre o Paradigma Holográfico. In: Wilber K., (edt.), Holographic paradigm and Other Paradoxes, Shambhala, Boulder & London, 1982., p. 105-112.
Ibid.
Ibid.

maiores dos quais faz parte.

De acordo com o quarto postulado, "uma vez que cada aspeto do universo se expressa vibracionalmente e todas as expressões vibracionais se misturam, cada aspeto do universo contém conhecimento sobre o(s) todo(s) dentro do(s) qual(is) existe(m) e sobre todos os outros aspectos particulares .[19]

E isso significa que cada aspeto do universo traz consigo o selo do seu contexto, ou seja, algum conhecimento básico sobre o seu mundo "exterior".

O ser humano observado do ponto de vista holográfico é completamente diferente do homem-mecanismo biomédico. Os elementos básicos do homem/mulher não são moléculas, mas probabilidades vibracionais. O homem/mulher holográfico é uma espécie de complexo dinâmico que fervilha de movimentos, interações e transformações.

Estas mudanças não têm origem apenas em acontecimentos internos, mas também no contexto vibracional exterior. De acordo com isto, a pele não é o nosso limite, e o ambiente que nos rodeia não é algo que esteja completamente separado de nós. É a expressão da nossa ligação com inúmeras outras expressões vibracionais.

Como um vórtice que seria difícil de separar das outras águas do rio, o ser humano faz parte do continuum universal. E como outras "formas relativamente constantes abstraídas do todo"[20] o homem/mulher distingue-se por uma comunicação específica.

Nomeadamente, o ser humano vive através da comunicação. Uma capacidade de comunicação desenvolvida que permitiu ao homem/mulher residir longe do equilíbrio, em condições de abundância energética que é pré-requisito da sobrevivência humana .[21]

Do ponto de vista holográfico:

- o homem/mulher é um sistema aberto, determinado pela influência do seu contexto "externo" e "interno",
- devido à abertura para várias expressões vibratórias, por vezes incompreensíveis, e devido à irreversibilidade do seu desenvolvimento, o homem/mulher é constantemente capaz de agir e reagir de forma imprevisível,
- esta mesma imprevisibilidade é uma fonte importante de saúde porque permite ao ser humano escapar ao equilíbrio mortal, através da inclusão em diferentes contextos,
- como parte do contexto de outros conjuntos e subconjuntos, o ser humano está constantemente ativo. É por isso que, sendo uma entidade que pode escolher, o homem/mulher é constantemente responsável.

A heresia como esperança

Hoje, quando o lado negro da modernidade também é visível e quando a modernidade perdeu a sua legitimidade anterior, é a sua heresia que pode oferecer esperança.

Ibid.

[20] Bohm D., Unfolding Meaning, Ark Paperbacks, Londres e Nova Iorque, 1987. p.5.

[21] Prigogine I. &Stengers I., OrderoutofChaos, Flamingo, Londres, 1985, p.176.

Como um subconjunto da heresia da Modernidade, a medicina alternativa é uma parte importante desta esperança. No entanto, as diferentes possibilidades de aliviar o sofrimento humano não são a principal razão para esta importância. A principal contribuição da medicina alternativa é o seu possível papel na formação de um novo modelo psicossocial. Nomeadamente, como todas as outras narrativas, a medicina não é apenas uma resposta a questões específicas. Está também a construir o mundo.

A medicina da modernidade construiu o mundo através da sua política de amortecimento, encarnada na imagem do homem-mecanismo.

Como fonte de esperança, a medicina alternativa está a oferecer a política da vivacidade.

Numa primeira fase, está a estimular o aumento da complexidade.

Até a própria medicina alternativa é muito heterogénea. Nomeadamente, a medicina alternativa não é o outro Caminho Único e Verdadeiro caracterizado novamente pela inequivocidade, previsibilidade e controlo hierárquico. Pelo contrário, é fluida e aberta. É por isso que se assemelha a uma cena agitada na qual vários sistemas terapêuticos estão a aparecer e a desaparecer, encontrando-se uns com os outros e, por vezes, misturando-se uns com os outros.

Além disso, a medicina alternativa está a orientar-se para a solidariedade biológica.

Na medicina alternativa, não há lugar para a solidariedade mecanicista onde todos os elementos do sistema são padronizados e colocados sob o comando unificado. Na multiplicidade de terapias alternativas não há centralização no sentido de dominância organizacional ou terapêutica. As várias terapias são autónomas e, à medida que as suas jurisdições terapêuticas se sobrepõem, são criadas condições para a simbolização da heterogeneidade, ou seja, para a solidariedade em que as diferenças não são anuladas, mas são utilizadas como vantagem comum.

A medicina alternativa está a promover a vivacidade, indicando que o ser humano é uma criatura dinâmica.

Nomeadamente, a medicina alternativa não se concentra nos elementos estruturais como os tecidos ou as moléculas. Na maior parte das terapias alternativas, explícita ou implicitamente, o tratamento é apontado para a vibração subtil que, em diferentes culturas, tem não só nomes diferentes (**Srog Dzin** no Tibete, **Ga-Llama** entre o povo Zend do Irão oriental pré-Zaratustra, **Pranah** entre os arianos védicos, **Ch'I** na China, **Mna** nos rituais dos sacerdotes melanésios, **Wakan** entre os índios Dakota, **Fluido Vital** nas escrituras dos alquimistas, **Munia** nas obras de Paracelso) mas também correntes diferentes. Estas diferenças são lógicas porque, *per deffinitionem,* não há permanência estrutural nas vibrações. O "comportamento" vibrante é muito variável e implica o princípio dinâmico da transformabilidade.

A política de vivacidade da medicina alternativa traz a esperança de que existe uma possibilidade de escapar ao amortecimento mecanicista da Modernidade e ao seu percurso suicida. Além disso, traz esta esperança numa altura em que a esperança está geralmente a definhar.

Nomeadamente, as estratégias de protesto são rapidamente extintas hoje em dia. Normalmente, ou são neutralizadas pela força, ou compradas e cooptadas depois de domesticadas. Assim, parece que o cinismo e o relativismo moral são uma escolha realista e, como tal, completamente justificada.

Nestas circunstâncias, a esperança pode perseverar e realizar-se parcialmente, tendo em conta vários factores:

- Não há mudança sem dificuldades transitórias; essas dificuldades afectam toda a gente, mas os hereges são os mais duramente atingidos; sem sacrifício e perigo, é impossível enfrentar com êxito um sistema bem enraizado de crenças e práticas, bem como os interesses que lhes estão subjacentes; no entanto, se os hereges perseverarem, e se as suas mensagens forem aceites por outros indivíduos, o mundo não será mais o mesmo.
- As mudanças não são um caso de tudo ou nada; no caminho para as alcançar, é necessário desenvolver espaços psicossociais resilientes no seio dos quais as pessoas possam sentir, pelo menos parcialmente, o que estas mudanças acarretam; porque a adequação de qualquer coisa não é tanto uma questão de ter sido provada como correta, mas sim uma questão de saber se as necessidades humanas estão a ser melhor servidas.
- Foi demonstrado até agora que em cada heresia há uma tendência para imitar a ortodoxia e para evoluir para O Único Caminho Verdadeiro. É por isso que é da maior importância cultivar a imperfeição da heresia, ou seja, as suas partes que deixam espaço para a investigação e a mudança.

É claro que se deve ter em conta que a ordem dominante, devido ao controlo exterior e interiorizado, está permanentemente a criar a impressão de que a mudança desejada é mais remota do que é o caso. No entanto, apesar disso, é possível reconhecer o estabelecimento de algo que é diferente.

Em medicina, não se trata apenas da constatação de que as terapias alternativas são mais frequentemente utilizadas e mais frequentemente reconhecidas oficialmente. O indicador mais importante é a aceitação de diferentes significados.

Os significados que indicam esperança em medicina estão sobretudo relacionados com o doente. Assim, hoje em dia, poder-se-ia dizer que a heresia se estabeleceu num determinado *meio* na medida em que o doente é capaz de sair do seu papel.

Aqueles que pensam que esta condição é exagerada podem considerar que as sociedades mais desenvolvidas (que são ao mesmo tempo os bastiões da Modernidade) estão de facto a entrar em transição. Nelas, a cultura dos direitos humanos está a começar a impregnar a cultura das instituições. E, neste processo, os papéis tradicionais do mundo mecanizado estão a ser seriamente postos em causa.

Além disso, talvez não estejamos longe da aceitação generalizada da cultura dos direitos humanos. Nesse caso, em medicina, sair do papel de doente não seria um indicador suficiente. A esperança estaria presente ao ponto de o homem/mulher que pedisse ajuda médica ser mais importante do que a própria medicina.

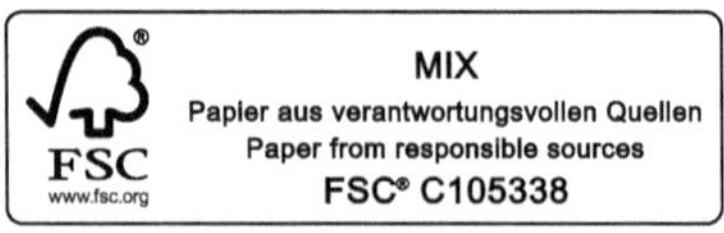

Printed by Books on Demand GmbH, Norderstedt / Germany